Harleen Kaur Soni

Medicina Dentária Minimamente Invasiva

Harleen Kaur Soni

Medicina Dentária Minimamente Invasiva

Técnicas recentes de tratamento de cáries

ScienciaScripts

Imprint

Any brand names and product names mentioned in this book are subject to trademark, brand or patent protection and are trademarks or registered trademarks of their respective holders. The use of brand names, product names, common names, trade names, product descriptions etc. even without a particular marking in this work is in no way to be construed to mean that such names may be regarded as unrestricted in respect of trademark and brand protection legislation and could thus be used by anyone.

Cover image: www.ingimage.com

This book is a translation from the original published under ISBN 978-620-2-07989-1.

Publisher:
Sciencia Scripts
is a trademark of
Dodo Books Indian Ocean Ltd. and OmniScriptum S.R.L publishing group

120 High Road, East Finchley, London, N2 9ED, United Kingdom
Str. Armeneasca 28/1, office 1, Chisinau MD-2012, Republic of Moldova, Europe
Printed at: see last page
ISBN: 978-620-8-03575-4

ÍNDICE

Lista de abreviaturas

MID – Minimal intervention dentistry

FDA – Food and Drug Administration

Er : YAG laser – Erbium: Yttrium-Aluminium-Garnet laser

Nd : YAG laser – Neodymium: Yttrium-Aluminium-Garnet laser

CO_2 laser – Carbon dioxide laser

QLF – Quantitative laser fluorescence

FOTI – Fiber optic transillumination

DIFOTI – Digital imaging fiber optic transillumination

ECM – Electrical conductance measurement

DELF – Dye enhanced laser fluorescence

DSR – Digital subtraction radiography

OCT – Optical coherence tomography

DR – Digital radiography

CMCR – Chemo mechanical caries removal

GIC – Glass ionomer cement

RMGIC – Resin – modified glass ionomer cement

CCD – Charge coupled device

CHX – Chlorhexidine

$Ca(OH)_2$ – Calcium hydroxide

FACE – Fluorescence aided caries excavation

CAPÍTULO 1. INTRODUÇÃO

A preservação de um conjunto saudável de dentes naturais para cada doente deve ser o objetivo de todos os dentistas. Todo o trabalho na área da medicina dentária deve ter como objetivo a conservação dos dentes humanos e da sua função.[1]

Durante a maior parte do século XX, a profissão dentária utilizou a classificação das cáries concebida por **Greene Vardiman Black** em 1917. As lesões cariosas são tratadas através de uma abordagem cirúrgica que requer a remoção da parte doente do dente, com extensão a áreas que se presumia serem resistentes à cárie. Provavelmente, a consequência mais grave da abordagem cirúrgica foi o facto de a cavidade ter de ser preparada para acomodar o princípio da "extensão para prevenção".[2]

O conhecimento científico está atualmente disponível para permitir a introdução de grandes mudanças na ciência e na arte da dentisteria de restauração. Reconhece-se atualmente que o esmalte e a dentina desmineralizados, mas não cavitados, podem ser "curados" e que é possível desenvolver uma adesão a longo prazo ao esmalte e à dentina no ambiente oral.

Com a compreensão moderna da adesão e remineralização, já não é necessário remover todo o esmalte desmineralizado não suportado à volta da margem da cavidade. O conceito de "área de auto-limpeza" foi descartado, e a remoção de toda a dentina afetada da parede axial ou pulpar da cavidade é estritamente contra-indicada devido ao potencial de remineralização e cicatrização.[3]

<u>CAPÍTULO 2. REVISÃO DA LITERATURA</u>

Christensen GL (1996)[7] comparou os dois conceitos de preparação da cavidade por corte com brocas metálicas ou instrumentos rotativos revestidos a diamante e a remoção da estrutura dentária por partículas de óxido de alumínio sob pressão de ar. O autor concluiu que a remoção da estrutura dentária por abrasão a ar é superior aos procedimentos tradicionais de corte dentário rotativo. Ele previu que as técnicas e os dispositivos de abrasão a ar encontrarão um lugar permanente nos consultórios de muitos dentistas como um complemento aos procedimentos tradicionais de corte rotativo para algumas técnicas e como um substituto para outras.

Mount e Hume (1998)[3] propuseram uma nova classificação para a preparação da cavidade. O princípio da extensão mínima deve ser encorajado para permitir a preservação máxima da estrutura natural do dente. Por conseguinte, uma nova classificação de cavidades foi concebida para tirar o máximo partido do potencial de cicatrização que é inerente ao esmalte e à dentina. A nova classificação baseia-se no local e no tamanho das lesões cariosas e discute os vários materiais de restauração a utilizar e os vários desenhos e preparos das cavidades. Os autores concluíram que a classificação proposta permite ao operador definir a extensão e a complexidade de uma cavidade e, ao mesmo tempo, encoraja uma abordagem conservadora para a preservação da estrutura natural do dente.

[st]**White JM e Eakle WS (2000)**[8] analisaram a fundamentação e o papel da abrasão a ar numa prática bem sucedida no século XXI, que inclui a filosofia da intervenção mínima. Discutiram os princípios da preparação mínima dos dentes. Também discutiram a abrasão a ar, as suas aplicações clínicas, limitações clínicas, sistemas e caraterísticas, técnicas clínicas e comparação entre a broca e a abrasão a ar. Quando o processo de cárie não pode ser revertido, devem ser utilizadas técnicas e materiais minimamente invasivos para conservar a estrutura dentária sã. A abrasão a ar é uma dessas modalidades de tratamento que nos permite minimizar a perda de estrutura dentária sã durante a remoção da cárie. Os autores concluíram que as abordagens conservadoras podem ajudar os pacientes a manter a sua dentição durante toda a vida

Beeley JA, Yip HK, Stevenson AG (2000)[9] analisou as técnicas e os últimos desenvolvimentos na remoção quimio-mecânica de cáries. O sistema de remoção quimiomecânica de cáries envolve o amolecimento químico da dentina cariada seguido da sua remoção por escavação suave. O reagente envolvido é gerado pela mistura de aminoácidos com NaOCl; forma-se N-Monocloranoso que degrada seletivamente o colagénio desmineralizado na dentina cariada. O procedimento requer 5-15 minutos, mas evita a remoção dolorosa da dentina sã, reduzindo assim a necessidade de anestesia local. É adequado para o tratamento de dentes decíduos, fóbicos dentários e pacientes medicamente comprometidos.

Tyas MJ, Anusavice KJ, Frecken JE e Mount GJ (2000)[2] numa revisão sobre a Dentisteria de Intervenção Mínima afirmaram que o conceito de DIM evoluiu como consequência da nossa maior compreensão do processo de cárie e do desenvolvimento de materiais de restauração adesivos e do facto de o esmalte desmineralizado mas não cavitado e a dentina poderem ser "curados". Os autores descreveram os seguintes princípios envolvidos na odontologia de intervenção mínima - remineralização de lesões precoces, redução de bactérias cariogénicas, intervenção cirúrgica mínima de lesões cavitadas, reparação em vez de substituição de restaurações defeituosas e controlo da doença. Discutiram ainda a abordagem biológica das lesões precoces, que tem dois elementos, ou seja, a alteração do ambiente oral para minimizar a desmineralização e a aplicação de agentes como a clorexidina e o flúor tópico; conceitos de dentisteria de intervenção mínima, que se centram na conservação máxima do esmalte e da dentina desmineralizados, mas não cavitados; materiais de restauração adesivos, incluindo GIC e compósitos; vários desenhos de cavidades, como a preparação em túnel, a preparação em ranhura e a preparação em mini-caixa; conceito de técnica de restauração atraumática e reparação de restaurações defeituosas. Os autores concluíram que deve ser dada maior ênfase à avaliação do estado de risco de cárie, à remineralização de lesões não cavitadas, ao abandono da abordagem cirúrgica à gestão da cárie e à reparação em vez da substituição de restaurações defeituosas.

Shivana e Raju (2002)[10] efectuaram uma revisão sobre intervenção mínima e conceitos de preparações cavitárias, técnicas e materiais minimamente invasivos. Discutiram as tendências actuais na deteção de cáries, a classificação revista das lesões, os princípios orientadores para as cavidades adesivas, a técnica de preparação minimamente invasiva, a classificação das preparações em túnel e os materiais para cuidados operatórios minimamente invasivos. Concluíram que os cuidados operatórios contemporâneos devem basear-se numa abordagem minimamente invasiva.

Banerjee A, Watson TF (2002)[11] discutiu os usos e abusos clínicos da abrasão a ar. A medicina dentária operatória moderna encoraja a utilização de restaurações adesivas e, por conseguinte, os conceitos subjacentes ao desenho da cavidade foram alterados, assim como os métodos para proporcionar o acabamento correto das superfícies da cavidade. A abrasão a ar é essencialmente um método pseudo-mecânico e não rotativo de cortar tecidos duros dentários, utilizando a energia cinética de um fluxo de partículas abrasivas dessecadas para bombardear a superfície do dente a alta velocidade. Constitui uma adição útil ao armamento do dentista para o tratamento dentário operatório. É necessária uma prática e formação adequadas antes da utilização clínica e a abrasão a ar pode ter um benefício clínico máximo agora e no futuro.

Sharma e Mathur (2003)[12] efectuaram uma revisão sobre o diagnóstico de cáries por fluorescência a laser. Explicaram o conceito subjacente aos métodos de deteção de cáries baseados em laser e explicaram a sua evolução e aceitabilidade na prática clínica. Concluíram que, no seu estado atual, os lasers só podem ser utilizados em locais de incerteza clínica como um método auxiliar, não podendo ainda substituir o método estabelecido de deteção de cáries que é o diagnóstico visuo-tátil.

Murdoch-Kinch e McLean (2003)[13] resumiram que os desenvolvimentos científicos em cariologia, materiais dentários e sistemas de diagnóstico alteraram a abordagem da medicina dentária ao diagnóstico e gestão da cárie dentária. Descrevem a base científica para o diagnóstico precoce, uma classificação modificada da cárie com base no local e tamanho da lesão, mineralização, redução da flora cariogénica e desenho minimamente invasivo da preparação da cavidade, técnicas e seleção de materiais. Concluíram que a medicina dentária minimamente invasiva se baseia nos avanços da ciência e que as tecnologias emergentes facilitarão a evolução do diagnóstico, da prevenção e do tratamento.

Mount (2003)[13] chamou a atenção para a crescente compreensão da adesão dos materiais de restauração que está a levar a possíveis modificações no desenho da cavidade. Sugeriu que, se os desenhos das cavidades para novas lesões forem limitados, o potencial de retenção de quantidades significativas de estrutura dentária natural evita ou, pelo menos, atrasa a necessidade de restaurações mais extensas. Discutiu o princípio subjacente à cicatrização de lesões cariosas e as formas de o conseguir; a importância do flúor para o controlo da cárie; o mecanismo de adesão com materiais compósitos e de ionómero de vidro; as modificações do desenho da cavidade com base no local e no tamanho da cárie e os desenhos como a preparação em túnel, a preparação em ranhura e a abordagem proximal. O advento dos materiais de restauração bioactivos adesivos, como o compósito e o ionómero de vidro, abriu caminho para uma revisão da abordagem cirúrgica à restauração de lesões cavitadas. Na presença destas alterações, a abordagem para controlar a restauração de todas as novas lesões mudou, mantendo a estética e a resistência dos dentes apesar da presença de cáries. O autor concluiu que o desenho da cavidade deve ser ditado apenas pela extensão da lesão, sendo a retenção da restauração dependente da adesão à estrutura dentária remanescente.

Lennon (2003)[14] comparou a capacidade de uma nova técnica de escavação de cáries assistida por fluorescência (FACE) com a técnica convencional. Quarenta dentes extraídos com cáries dentárias foram selecionados e cortados longitudinalmente através do centro da lesão. A profundidade e largura da lesão foram medidas e os dentes foram divididos em grupos de 20 cada. As cavidades de acesso foram preparadas utilizando uma peça de mão de alta velocidade e uma broca de fissura diamantada. No grupo FACE, foi introduzida luz violeta (370-420nm) na fibra ótica de uma peça de mão de baixa velocidade, de modo a iluminar o campo operatório. A cavidade foi observada através de um filtro passa-alto de 530 nm e as áreas fluorescentes vermelho-alaranjadas foram removidas. No grupo convencional, foi utilizada uma sonda afiada para detetar a dentina mole, que foi removida. Metade do dente foi corado com brometo de etídio e examinado através da microscopia de varrimento a laser ConFocal. Os resultados mostraram a presença de bactérias num número significativamente menor de amostras FACE em comparação com as amostras convencionais. Os autores concluíram que a escavação com FACE resulta num número significativamente menor de casos de cárie residual do que a escavação convencional.

Balciuniene I, Sabalaite R, Juskiene I (2005)[15] efectuou um estudo para avaliar o novo método quimiomecânico de remoção de cáries utilizando o gel Carisolv em dentes decíduos e permanentes de crianças, comparando-o com a remoção tradicional de cáries com instrumentos rotativos e para determinar a necessidade de anestesia. Trinta crianças de dois grupos etários de 3-6 e 7-13 anos participaram na investigação e os seus dentes com cáries foram tratados de duas formas diferentes - quimiomecânica e tradicional. Os resultados do estudo mostraram que, utilizando o gel Carisolv, o número de queixas de dor diminuiu mais do dobro, o que significa que este método é muito menos doloroso do que o método tradicional de perfuração. A pouca dor do método quimomecânico é realçada pelo baixo nível de necessidade de utilização de anestésicos.

Ziskind D, Kupietzky A, Beyth N (2005)[16] descreveu o mecanismo de ação do método quimiomecânico (Carisolv^{TM}) para a remoção de cáries. Foram apresentadas as indicações para a utilização do método quimio-mecânico como tratamento de primeira escolha. Foram discutidos casos clínicos em que esta nova abordagem proporciona uma vantagem clínica significativa. O sistema quimiomecânico facilita a realização de um tratamento atraumático e agradável, removendo a menor quantidade de estrutura dentária e sem deixar para trás dentina infetada não tratável. O sistema pode ser utilizado como ferramenta de diagnóstico e permite a remoção clínica de dentina infetada sem qualquer potencial de remineralização. Em muitos casos, pode evitar-se a utilização de anestésicos locais e da peça de mão.

Christensen GJ (2005)[17] discutiu as vantagens da medicina dentária minimamente invasiva. Discutiu a utilização de selantes, a colocação de restaurações de resina preventivas utilizando pequenas brocas ou abrasão a ar, implantes em miniatura versus implantes de tamanho padrão, terapia periodontal conservadora, branqueamento ou colocação de facetas em vez de coroas, remoção dos terceiros molares no momento mais oportuno, terapia preventiva para pacientes submetidos a tratamento ortodôntico, radiografia digital versus radiografia convencional e reparação de coroas em vez de substituição. Concluiu que a medicina dentária minimamente invasiva, nos casos em que é apropriada, é um conceito que preserva a dentina e as estruturas de suporte.

Gungor, Erten, Akarsian, Celik e Semiz (2005)[18] avaliaram a eficiência de uma nova película E/F, Insight, na determinação da profundidade de lesões cariosas aproximadas, em comparação com a Ultraspeed. Radiografias de 80 molares e pré-molares humanos extraídos foram tiradas com ambas as películas em condições padronizadas. Os observadores usaram uma escala pré-determinada. O estado atual de cada superfície foi determinado histologicamente. As respostas dos observadores foram avaliadas com a medida Gamma do teste de associação. A eficiência do Insight e do Ultraspeed no diagnóstico da profundidade real foi de 54,9%; 55,8% e os valores Gamma foram de 0,883 e 0,922, respetivamente. A diferença entre os dois filmes foi estatisticamente significativa. O desempenho de contraste da película Insight situou-se entre o intervalo de densidade 0,5-0,8, o que indicou um potencial desempenho para cáries incipientes. Os autores concluíram que o Insight teve o mesmo sucesso que o Ultraspeed na determinação da profundidade aproximada da lesão cariosa com uma redução de 60% da dose.

Beiruti N, Frencken JE, Hof MA, Taifour D, Helderman WH (2006)[19] realizou um estudo para comparar o efeito preventivo da cárie de selantes de ionómero de vidro de alta viscosidade colocados de acordo com o procedimento ART e selantes de resina composta fotopolimerizáveis após 5 anos e para determinar o efeito preventivo da cárie de ambos os tipos de selantes em fossas e fissuras reexpostas ao longo do tempo. Quarenta e seis rapazes e cinquenta e sete raparigas, com uma idade média de 7,8 anos, foram divididos aleatoriamente em dois grupos de tratamento num desenho de estudo de grupo paralelo. Um material selante de resina composta polimerizada por luz e um ionómero de vidro de alta viscosidade foram colocados em 180 dentes totalmente erupcionados nos seus respectivos grupos de tratamento. Após 5 anos, 86% da resina composta e 88% do ionómero de vidro não sobreviveram.

Shen, Speigel e Mjor (2006)[20] efectuaram um estudo para determinar a resistência à reparação da amálgama dentária. Foram preparadas doze barras rectangulares com DisperseAlloy e Tytin e, em seguida, foram feitos 12 espécimes adicionais e separados em 24 metades iguais. 12 espécimes foram reparados com amálgama original e os restantes 12 com amálgama diferente. No Grupo A, a amálgama recentemente triturada foi condensada verticalmente no chão do molde do espécime e no Grupo B foi utilizado um espaçador metálico para criar uma cavidade de quatro paredes para facilitar a condensação vertical diretamente na superfície da reparação e, em seguida, os espécimes foram armazenados durante sete dias antes do teste de flexão. A maioria dos espécimes reparados com o Grupo A não conseguiu estabelecer ligação na interface de reparação, pelo que o Grupo A foi considerado como tendo valores de resistência nulos e foi excluído da análise de dados. A resistência dos espécimes do Grupo B variou entre 20% e 54% dos espécimes da linha de base. Este estudo demonstrou que a maior parte da amálgama condensada desempenhou um papel importante na reparação final, uma vez que no Grupo A a condensação vertical resultou na escorrência de nova amálgama por baixo da amálgama existente, enquanto que no Grupo B a massa de amálgama recentemente triturada foi direcionada contra a superfície da reparação, o que assegurou uma humidificação adequada e, consequentemente, uma melhor resistência da reparação. Os autores concluíram que a pressão de condensação deve ser aplicada verticalmente na reparação. A superfície, sempre que possível, ou o tamanho do condensador deve ser apenas ligeiramente menor do que o local da reparação, de modo a exercer a máxima pressão sobre a superfície da reparação e a reparação da restauração de amálgama deve ser efectuada com o material de composição diferente para obter uma maior resistência da reparação.

Hamilton, Gregory e Valentine (2006)[21] utilizaram o DIAGNOdent para avaliar lesões cariosas previamente diagnosticadas nas fossas e fissuras dos primeiros e segundos molares. As medições deste dispositivo foram correlacionadas com a profundidade e o volume das preparações que resultaram de uma intervenção mínima para remover lesões cariosas oclusais. Foram selecionados vinte e cinco pacientes para uma restauração oclusal devido a cáries e o sistema de fossas e fissuras de cada dente foi rastreado utilizando o DIAGNOdent durante dois períodos de 15 segundos cada. A leitura do pico foi registada. Uma impressão da superfície oclusal de cada dente foi registada com um material de registo de mordida de polivinil siloxano. As lesões de cárie foram removidas com uma unidade de abrasão a ar. Foi utilizado um polivinil siloxano de baixa viscosidade para efetuar uma impressão do preparo cavitário. O volume da impressão do preparo foi calculado a partir do seu peso, utilizando a densidade conhecida do material de impressão. A maior profundidade do preparo foi medida. O coeficiente de Pearson para o volume do preparo e a medição máxima do DIAGNOdent foi de 0,191. Não houve correlação estatística entre as leituras do DIAGNOdent e a profundidade ou volume dos preparos cavitários finais. As possíveis razões para este facto podem ser que, quando as fossas e fissuras oclusais são repetidamente traçadas com a ponta do DIAGNOdent, a angulação da ponta em todas as posições possíveis ao digitalizar um dente. As manchas também podem afetar a leitura do DIAGNOdent. Muitas substâncias encontradas na cavidade oral podem fluorescer, incluindo os compósitos à base de resina e a placa bacteriana. A presença de pasta dentífrica e de pasta de profilaxia também pode levar a leituras falsas do DIAGNOdent.

Hausen H, Seppa L, Poutmen R et al (2007)[22] realizaram um estudo para investigar se o incremento do DMFS pode ser diminuído entre crianças com cáries iniciais activas através de higiene oral e aconselhamento dietético e utilizando medidas clínicas não invasivas de controlo de cáries. Às crianças do grupo experimental (n=250) foi oferecido um programa preventivo centrado no paciente, concebido individualmente, com o objetivo de identificar e eliminar os factores que tinham levado à presença de cáries. As crianças do grupo de controlo (n=247) receberam prevenção básica oferecida como padrão nas clínicas de saúde pública. Para ambos os grupos, o período médio de acompanhamento foi de 3,4 anos. Os resultados mostram que, através da utilização de um regime que inclui múltiplas medidas de prevenção da cárie dentária, o incremento da cárie pode ser significativamente reduzido entre as crianças activas na cárie que vivem numa área onde o nível geral de experiência de cárie é baixo.

Inglehart, Habil, Peters, Flamenbaum, Eboda e Feigal (2007)[23] investigaram as reacções de um operador e de um paciente pediátrico à remoção quimio-mecânica de cáries (CMCR) versus o método tradicional (TM) de remoção de cáries utilizando uma peça de mão e uma broca redonda no tratamento de lesões oclusais de profundidade dentária com acesso mínimo ao esmalte em molares primários. Foram recolhidos dados de 50 crianças no início e antes, durante e após a remoção de cáries utilizando o CMCR ou o TM. O operador classificou o CMCR como necessitando de mais esforço clínico e técnico e mais conforto total do que a TM e ficou menos satisfeito com o CMCR do que com a TM. Os resultados mostraram que os indivíduos do grupo RMCS percepcionaram o tempo necessário para o tratamento como significativamente mais longo do que os indivíduos do grupo MT e o medo do dentista diminuiu nos indivíduos do grupo MT de antes para depois da consulta operatória, enquanto que aumentou nos indivíduos do grupo RMCS, o que pode ser devido ao tempo médio de tratamento prolongado para o grupo RMCS. Os autores concluíram que não havia vantagem direta na utilização da RCMC em relação à MT.

Barberia, Maroto, Arenas e Silva (2008)[24] realizaram um estudo in vivo para comparar a fluorescência laser com um sistema visual para o diagnóstico de cáries oclusais em molares decíduos e permanentes de crianças. Foram selecionados 320 molares decíduos e permanentes não tratados e livres de cárie em crianças de 6 a 14 anos de idade. Os autores compararam a sensibilidade, a especificidade, os valores preditivos, o rácio de probabilidades e as curvas de caraterísticas de funcionamento do recetor (ROC) para o sistema de fluorescência a laser. Para toda a amostra, a especificidade e a sensibilidade do sistema de fluorescência a laser foram de 0,79 e 0,87, respetivamente. Os rácios de probabilidades positivas e negativas para toda a amostra foram de 6,33 e 0,23. Os valores preditivos positivo e negativo para toda a amostra foram de 33,9% e 98,1%. O valor da área sob a curva ROC foi de 0,92 para toda a amostra. O valor de sensibilidade mais baixo para o primeiro molar permanente pode dever-se ao facto de o autor ter excluído lesões com cavidades, aumentando assim a percentagem de dentes saudáveis (64%) e de cáries limitadas ao esmalte (30%). A maior precisão para os molares decíduos pode dever-se às diferenças histológicas, morfológicas das superfícies oclusais e cronológicas de erupção entre os molares decíduos e permanentes. Os autores concluíram que o sistema de fluorescência a laser foi mais preciso do que a avaliação visual na identificação de lesões sem cavidades e superfícies saudáveis em molares decíduos e permanentes.

Monacada, Fernandez, Martin, Arancibia, Mjor e Gordan (2008)[25] avaliaram a eficácia de tratamentos alternativos para a substituição de restaurações de amálgama e de compósito à base de resina. Sessenta e seis pacientes com 271 restaurações defeituosas foram distribuídos aleatoriamente por um dos cinco grupos de tratamento: A) Reparação, B) Selagem das margens, C) Remodelação, D) Substituição e E) Sem tratamento. Os autores concluíram que, num exame retrospetivo de dois anos, os defeitos relacionados com a discrepância marginal, a forma anatómica, a rugosidade da superfície e o manchamento marginal das restaurações podem ser tratados com tratamentos alternativos como selagem, reparação e restauro em vez de receberem uma substituição completa, uma vez que estas restaurações apresentam resultados semelhantes aos das restaurações de substituição, aumentando a sua longevidade com uma intervenção mínima.

Paolinelis, A Banerjee, TF Watson (2009)[26] investigou o efeito da variação da pressão do ar do propulsor, do caudal de pó abrasivo, do tamanho do abrasivo, do ângulo do bico em relação ao substrato e da distância na velocidade de corte e nos perfis produzidos durante o corte estático e dinâmico de um substituto do esmalte. Os resultados mostraram que o aumento da pressão do propulsor provocou um aumento quase linear da velocidade de corte em ambas as configurações. O aumento da taxa de fluxo de pó aumentou simultaneamente o fluxo de pó e causou um aumento na taxa de corte. Os ângulos de bocal que produziram as taxas de corte mais elevadas foram 60 e 75 para o corte estático e dinâmico, respetivamente, com ângulos mais pequenos e maiores a produzirem taxas mais baixas. O aumento do tempo de abrasão no corte estático e dinâmico e a taxa de avanço do bocal no corte dinâmico causaram um aumento na taxa de corte.

Erdemil, Olmez, Akca e Sultan (2010)[27] efectuaram um estudo para determinar a eficácia do Smartbur na remoção de cáries de molares primários através de uma avaliação bacteriológica. Vinte e quatro pacientes, com idades entre os 5 e os 9 anos, participaram no estudo, cada um apresentando duas lesões cariosas activas nas superfícies oclusais dos molares primários. Os resultados mostraram que não houve diferenças estatisticamente significativas entre os números de CFU/ml na dentina cariada antes dos preparos, comparando o grupo Smartbur e o grupo da broca carbide para todos os meios utilizados. Houve diferenças significativas no número de CFU/ml antes e depois da preparação, comparando ambos os tipos de brocas para todos os meios utilizados. Os autores concluíram que as brocas de polímero foram tão eficazes como as brocas de carboneto convencionais na remoção microbiológica de cáries.

Cehreli, Arhun e Celik (2010)[28] avaliaram o efeito de vários sistemas adesivos e tratamentos de superfície na integridade da interface amálgama-resina e resina-dente após a remoção parcial de restaurações de amálgama pré-existentes. Cinquenta molares foram restaurados com amálgama e termociclados. De seguida, as partes mesial e distal das restaurações de amálgama foram removidas. As amostras foram divididas em 5 grupos com base no sistema adesivo utilizado: Grupo 1 - All Bond 3, Grupo 2 - Clearfill SE Bond e Alloy, Grupo 3 - Kuraray DC Bond, Grupo 4 - Xeno 4, Grupo 5 - XP Bond. Todas as cavidades foram restauradas com resina composta, retermocicladas e coradas com fuschina básica a 0,5%. Os autores concluíram que All Bond 3 e XP Bond produziram os melhores resultados em cada secção e que todos os materiais exibiram mais microinfiltração na interface amálgama do que na interface resina-dente e que os adesivos etch and rinse talvez sejam preferíveis aos adesivos self-etch para reparação de amálgama.

CAPÍTULO 3

CLASSIFICAÇÃO DAS LESÕES CARIOSAS

Até há pouco tempo, as cavidades eram concebidas sem a compreensão atual da ação dos iões fluoreto e, na presença de materiais de restauração que não tinham propriedades inerentes, estavam sujeitas a microinfiltração e, muitas vezes, não eram estéticas.[3] A classificação mais antiga foi dada por Sir G V Black há mais de cem anos, com base na necessidade de reter materiais não adesivos como a amálgama dentária, o cimento de silicato ou o ouro numa cavidade.[29]

O CONCEITO G V BLACK

Quando Black definiu os parâmetros para a sua classificação, os desenhos de classificação das cavidades eram controlados por uma série de factores, muitos dos quais já não se aplicam. A cárie era galopante e a importância do flúor não era compreendida. Existiam limitações nos instrumentos disponíveis para a preparação das cavidades, bem como na seleção dos materiais de restauração.[3]

QUADRO 1: CLASSIFICAÇÃO DAS LESÕES CARIOSAS: (G V BLACK)[30]

CLASSE I	Cáries com início nos defeitos estruturais como fossas e fissuras nas superfícies oclusais dos molares e pré-molares, nos dois terços oclusais das superfícies vestibulares e linguais dos molares e nas superfícies linguais dos incisivos
CLASSE II	Cáries nas superfícies proximais de molares e pré-molares
CLASSE III	Cáries nas superfícies proximais dos incisivos e caninos, mas sem envolver o bordo incisal.
CLASSE IV	Cáries nas superfícies proximais dos incisivos e caninos, mas envolvendo o bordo incisal.
CLASSE V	Cáries no terço gengival das superfícies facial e lingual de todos os dentes.

Estas cinco categorias de lesões cariosas estavam relacionadas com o local da lesão e a natureza da restauração pretendida, mas não tinham em conta as dimensões crescentes de uma cavidade nem a complexidade do método de restauração. Black sugeriu que isso era necessário: [3]

- Para remover a estrutura dentária para obter acesso e visibilidade

- Para remover todos os vestígios de dentina afetada do fundo da cavidade

- Para proporcionar o bloqueio mecânico do próprio material de restauração

- Alargar a cavidade às zonas de autolimpeza para evitar cáries recorrentes.

Nos seus desenhos, Black demonstrou um respeito louvável pela estrutura dentária remanescente, bem como pela anatomia oclusal e proximal, mas foi necessário sacrificar áreas relativamente extensas de esmalte para atingir os seus objectivos.

Com a compreensão moderna da adesão e remineralização, já não é necessário remover todo o esmalte desmineralizado não suportado à volta da margem da cavidade, o conceito de áreas de auto-limpeza foi descartado e a remoção de toda a dentina afetada da parede axial da cavidade é estritamente contra-indicada devido ao potencial de remineralização e cicatrização.

A SIMON acrescentou posteriormente uma sexta categoria com a seguinte redação

CLASSE VI: Cárie nos bordos incisais e nas pontas das cúspides de todos os dentes.

A preservação da estrutura dentária natural deve ser o fator orientador tanto para as cavidades mais pequenas como para as maiores. A preparação da cavidade e a seleção do material de restauração dependem da carga oclusal e dos factores de desgaste. Foi proposto que a classificação de **G V Black** do desenho da cavidade fosse substituída por um novo sistema de classificação de cavidades de **Mount e Hume**. A razão para modificar o controlo da cárie conduz inevitavelmente a um ciclo destrutivo: redução excessiva do dente para uma lesão relativamente pequena, seguida de restauração, substituição e perda adicional de estrutura dentária.

NOVO SISTEMA DE CLASSIFICAÇÃO DE CAVIDADES [31]

O raciocínio subjacente ao novo sistema de classificação de cavidades proposto é que só é necessário aceder às novas lesões e remover as áreas que estão infectadas e degradadas ao ponto de a remineralização já não ser possível. A nova classificação das cavidades foi apresentada por **Mount e Hume (1998)** e baseia-se no local e no tamanho da cavidade das lesões.

OS TRÊS LOCAIS DE LESÕES CARIOSAS -

As lesões cariosas ocorrem em três locais na coroa e na raiz de um dente: ou seja, as áreas sujeitas à acumulação de placa bacteriana.

* Sítio 1 - Poços, fissuras e defeitos de esmalte nas superfícies oclusais dos dentes posteriores e noutras superfícies lisas.

* Local 2 - Esmalte aproximado imediatamente abaixo das áreas em contacto com os dentes adjacentes.

* Local 3 - O terço cervical da coroa ou, após recessão gengival, a raiz exposta.

OS QUATRO TAMANHOS DE LESÕES CARIOSAS -

É possível considerar restaurações em quatro tamanhos, independentemente do local de origem da lesão.

* Tamanho 1 - Envolvimento mínimo da dentina, para além do tratamento apenas com remineralização.

* Tamanho 2 - Envolvimento moderado da dentina. Após a preparação da cavidade, o esmalte remanescente é sólido, bem suportado pela dentina e não é suscetível de cair sob carga oclusal normal. O dente é suficientemente forte para suportar a restauração.

* Tamanho 3 - A cavidade está alargada para além do envolvimento moderado. A estrutura dentária remanescente está enfraquecida ao ponto de as cúspides ou os bordos incisais estarem partidos ou poderem falhar se forem deixados expostos à carga oclusal. A cavidade precisa de ser mais alargada para que a restauração possa ser concebida para suportar a estrutura dentária remanescente.

* Tamanho 4 - Já ocorreu uma cárie extensa e uma grande perda de estrutura dentária.

A cavidade de tamanho 1 será necessariamente uma lesão nova e os materiais de restauração adesivos são ideais para a restauração nestas circunstâncias. Uma cavidade de tamanho 2, 3 ou 4 pode ser uma lesão nova que progrediu consideravelmente sem que o paciente se apresentasse para tratamento ou pode ser uma rutura de uma restauração antiga que requer substituição.

Para facilitar a comunicação, a relação entre a classificação de Black e o conceito moderno de local e tamanho é apresentada a seguir.

LOCAL 1, TAMANHOS 1, 2, 3 E 4 - CÁRIES DE FOSSAS E FISSURAS

• Cavidade localizada na superfície oclusal do dente posterior ou qualquer defeito simples ou uma superfície lisa de qualquer dente.

• A classe I de Black - o tamanho mais pequeno não podia ser realizado anteriormente porque não estavam disponíveis materiais de restauração adequados, pelo que a classificação de Black começa com o Local 1, Tamanho 2 (#1.2).

LOCAL 2, TAMANHOS 1, 2, 3 E 4 - INÍCIO DA LESÃO APROXIMADA EM RELAÇÃO ÀS ÁREAS DE CONTACTO

• Cavidade localizada na superfície aproximada do dente (anterior ou posterior) iniciada imediatamente abaixo da área de contacto.

• Classe II de Black - lesões que ocorrem apenas entre os dentes posteriores. Devido a limitações de materiais, não existia um equivalente do tamanho 1, pelo que a classificação de Black começa com o local 2, tamanho 2 (#2.2).

• Classe III de Black - cavidade localizada apenas entre os dentes anteriores. Devido a limitações de materiais, não havia equivalente ao tamanho 1, pelo que a classificação de Black começou com o local 2, tamanho 2 (#2.2).

• Classe IV de Black - uma extensão da lesão de classe III envolvendo o canto ou o bordo incisal de um dente anterior.

SÍTIO 3, TAMANHOS 1, 2, 3 E 4 - UM TERÇO GENGIVAL DA COROA CLÍNICA OU DA SUPERFÍCIE RADICULAR EXPOSTA APÓS RECESSÃO

Cavidade localizada no terço gengival da raiz ou coroa exposta.

Classe V de Black - esta classificação não diferencia as lesões no terço gengival da superfície aproximada (particularmente as cáries da superfície radicular) das lesões da classe II. Uma lesão de erosão/abrasão ou uma pequena cavidade cariosa seria o Sítio 3, Tamanho 1 (#3.1) ou o Sítio 3, Tamanho 2 (#3.2) e as lesões interproximais seriam normalmente o Sítio 3, Tamanho 3, Tamanho 4 (#3.3), (#3.4).

TABELA 2: SISTEMA DE CLASSIFICAÇÃO DE CÁRIES COM BASE NO LOCAL E NO TAMANHO DA LESÃO (POR MONTE E ÚMERO)

SIZE / SITE	1= MINIMAL	2= MODERATE	3= ENLARGED	4= EXTENSIVE
1.Pit and Fissures	1.1	1.2	1.3	1.4
2.Proximal Surfaces	2.1	2.2	2.3	2.4
3.Cervical Surfaces	3.1	3.2	3.3	3.4

SITE 1 LESÕES

As lesões sob esta classificação iniciam-se em fissuras nas superfícies oclusais de dentes posteriores que não tenham sido previamente selados. As fossas na lingual dos dentes anteriores superiores não são invulgares e podem também ocorrer nas superfícies vestibulares dos molares inferiores e na extensão lingual do sulco oclusal distal dos molares superiores. As lesões de erosão e atrito nas superfícies oclusais dos dentes posteriores e nos bordos incisais dos dentes anteriores também estão incluídas.

Local 1, Tamanho 1 (#1.1)

Pequenos defeitos numa secção da fossa ou fissura; é frequentemente combinado com a colocação de um vedante de fissura no resto do sistema de fissuras.

Local 1, Tamanho 2 (#1.2)

Lesões de tamanho moderado com a maioria das fissuras envolvidas ou substituição de uma restauração existente de classe I de Black.

Tamanho 1, Tamanho 3 (#1.3)

Uma lesão maior que requer a incorporação da proteção de uma ou mais cúspides no desenho.

Sítio 1, Tamanho 4 (#1.4)

Lesões extensas com uma ou mais cúspides já ausentes.

SITE 2 LESÕES

São lesões que surgem na superfície proximal de um dente anterior ou posterior, começando imediatamente abaixo da área de contacto.

Local 2, Tamanho 1 (#2.1)

Envolvimento mínimo da dentina que atingiu um ponto de estabilização da cicatrização através da remineralização. Pode ser identificado por radiografia ou transiluminação.

Local 2, Tamanho 2 (#2.2)

Envolvimento mais extenso da dentina com a crista marginal enfraquecida ou quebrada, mas ainda com estrutura dentária suficiente para suportar a restauração. Pode ser a substituição de uma pequena restauração de Classe II de Black.

Sítio 2, Tamanho 3 (#2.3)

No dente posterior, haverá um envolvimento considerável da dentina com uma fratura na base de uma cúspide ou, pelo menos, o potencial para uma fratura com a necessidade de proteger uma ou mais inclinações da cúspide das cargas oclusais. Num dente anterior haverá cáries proximais extensas com perda de suporte para o canto incisal que estará profundamente minado.

Sítio 2, Tamanho (#2.4)

Haverá perda completa de, pelo menos, uma cúspide de um dente posterior ou perda de parte da borda incisal de um dente anterior como resultado de cárie ou trauma.

SITE 3 LESÕES

As lesões do local 3 ocorrem no terço gengival da coroa ou na superfície exposta de qualquer dente. As lesões podem ocorrer nas superfícies abertas (facial ou lingual) em relação aos contornos dos tecidos gengivais ou interproximalmente, bem abaixo (e não relacionadas com) a área de contacto após a recessão gengival.

A cárie pode ocorrer em qualquer parte da circunferência total do dente como resultado da falta de higiene e da acumulação de placa bacteriana. As lesões de cárie podem ter uma margem de esmalte à volta de toda a circunferência, mas a cavidade habitual nesta área tem uma margem oclusal (incisal) em esmalte e uma margem gengival em dentina.

As cáries da superfície radicular também ocorrem em qualquer ponto da superfície radicular após a recessão gengival. Se ocorrer interproximalmente, esta lesão estará bem abaixo, e não relacionada, com a área de contacto.

As lesões de abrasão/erosão também devem ser incluídas nesta categoria.

CLASSIFICAÇÃO RADIOGRÁFICA DAS CÁRIES [32]

A fim de avaliar as alterações radiográficas nas radioluscências aproximadas, foi dada uma classificação adequada. **(HAUGEJORDEN & SLACK 1975)**

E0 = (sem lesão),

E1 = (lesão na metade externa do esmalte),

E2 = (metade interna do esmalte),

D1 = (terço externo da dentina),

D 2 = (terço médio da dentina), e

D3 = (terço interno da dentina).

CONCEITO DE DENTISTERIA DE INTERVENÇÃO MÍNIMA

O conceito de dentisteria de intervenção mínima, por vezes designado por "dentisteria de conservação", implica um afastamento da abordagem cirúrgica tradicional para a eliminação de lesões cariosas que foram identificadas como radiolucências na metade interna do esmalte, na junção dentino-esmalte (DEJ) e ligeiramente na dentina, mas com pouca ou nenhuma evidência de cavitação.

O atraso no tratamento de lesões confinadas à metade interna do esmalte, e mesmo ligeiramente na dentina, é justificado com base no facto de a progressão da cárie através do esmalte, mesmo naqueles com cárie ativa, ser lenta. A abordagem inicial deve centrar-se na gestão da cárie como uma doença infecciosa.

Os princípios mais importantes da medicina dentária conservadora são adiar a intervenção operatória o mais tempo possível, avaliar se as lesões resultaram em cavitação do esmalte e depois avaliar se progrediram através de um terço ou mais da espessura da dentina. Num sentido mais amplo, o foco é a conservação máxima do esmalte e da dentina desmineralizados, mas não cavitados.

A colocação (e substituição) de restaurações é evitada até a doença estar controlada e a intervenção cirúrgica se tornar essencial devido a cavitação, desconforto do paciente, forma e função inaceitáveis ou estética deficiente. O controlo da infeção é aplicado em primeiro lugar e, em seguida, o estado de risco e a evidência de remineralização da lesão podem ser monitorizados durante um longo período de tempo.

A "Extensão para prevenção" deu lugar ao novo paradigma da medicina dentária minimamente invasiva com o conceito de "Prevenção da extensão", como se vê num modelo refinado de cuidados que foi modificado e consiste em :

- diagnóstico precoce da cárie;

- a classificação da profundidade e da progressão da cárie através de radiografias;

- a avaliação do risco individual de cárie (alto, moderado, baixo);

- a redução das bactérias cariogénicas, para diminuir

- para diminuir o risco de maior desmineralização e cavitação;

- a paragem das lesões activas;

- a remineralização e o controlo de lesões não cavitadas;

- a colocação de restaurações em dentes com lesões cavitadas, utilizando desenhos de cavidades mínimas;

- a reparação e não a substituição de restaurações defeituosas;
- avaliar os resultados da gestão da doença em intervalos pré-estabelecidos.[2]

PRINCÍPIOS DA MEDICINA DENTÁRIA DE INTERVENÇÃO MÍNIMA

Um documento recente produzido para a **Federação Dentária Mundial** sugeriu que existem 5 princípios básicos que devem ser aplicados para cumprir a descrição da medicina dentária de intervenção mínima:

i. Remineralização de lesões cariosas precoces.

ii. Redução das bactérias cariogénicas para eliminar o risco de uma maior desmineralização e cavitação

iii. Intervenção cirúrgica mínima nas lesões cavitadas

iv. Reparação em vez de substituição de restaurações defeituosas

v. Controlo de doenças

Sugere-se que estes princípios sejam seguidos na abordagem moderna para lidar com a doença da cárie.[33]

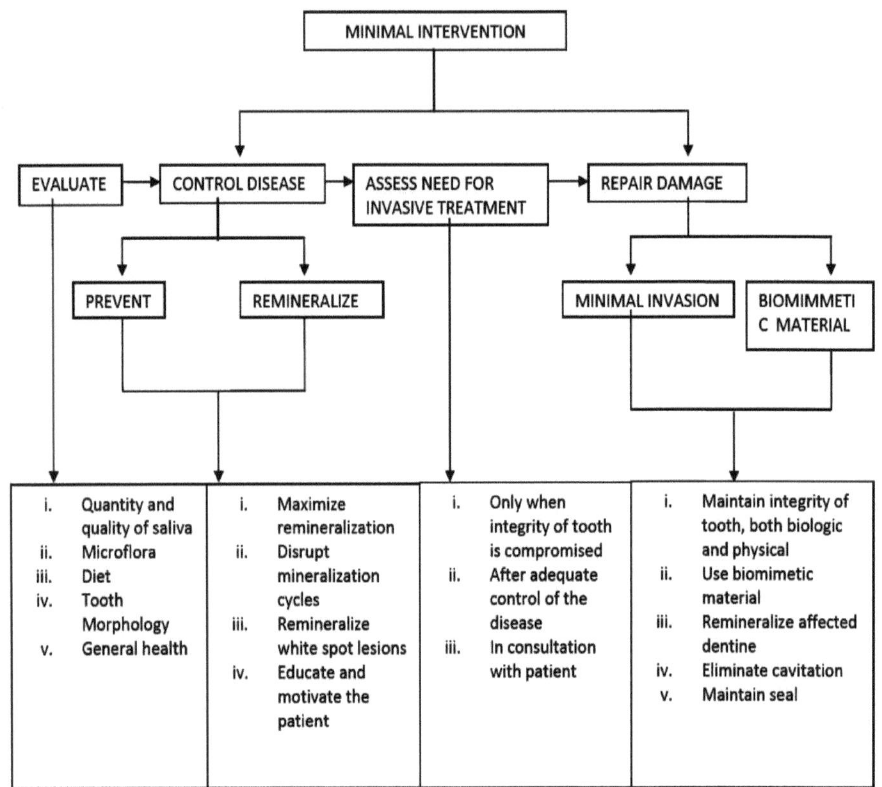

FIGURA 1: ASPECTOS ESSENCIAIS DO DIAGNÓSTICO E DO PLANEAMENTO DO TRATAMENTO NUMA ABORDAGEM DE INTERVENÇÃO MÍNIMA EM MEDICINA DENTÁRIA OPERATÓRIA

i. Remineralização de lesões precoces

Atualmente, reconhece-se que é possível parar e até reverter a perda mineral associada à cárie numa fase inicial, antes de ocorrer a cavitação. A desmineralização do esmalte e da dentina não é um processo contínuo e irreversível. Através de uma série de ciclos de desmineralização e remineralização, o dente perde e ganha alternadamente iões de cálcio e fosfato, dependendo do microambiente.

Quando o pH é inferior a 5,5, o esmalte subsuperficial ou a dentina desmineralizam-se. O flúor aumenta a absorção de iões de cálcio e fosfato e pode formar fluorapatite. A fluorapatite desmineraliza-se a um pH inferior a 4,5, o que a torna mais resistente à desmineralização provocada por um desafio ácido do que a hidroxiapatite.

Nas lesões cariosas iniciais, existe uma desmineralização subsuperficial do esmalte. À medida que a cárie progride para a dentina, a superfície do esmalte acaba por cavitar. Quando a cavitação ocorre, torna-se difícil controlar a acumulação de placa bacteriana. Em áreas de difícil acesso, a placa bacteriana também pode impedir a disponibilidade de iões de cálcio, fosfato e flúor, o que, por sua vez, pode diminuir o potencial de remineralização. Por conseguinte, o tratamento cirúrgico, a remoção da cárie e a restauração estão indicados para a lesão cavitada. [2]

Uma remineralização bem sucedida requer uma educação e cooperação intensivas por parte do doente,[33] A utilização de dentífricos e enxaguatórios bucais com flúor provou aumentar a taxa de remineralização dos dentes. O mineral cristaliza-se no esmalte parcialmente desmineralizado quando os iões de flúor, cálcio e fosfato estão presentes em proporções adequadas.

As principais deficiências das pastas dentífricas, enxaguatórios bucais e aplicações tópicas atualmente disponíveis são o facto de a sua capacidade de remineralizar o esmalte ser limitada pela baixa concentração de iões de cálcio e fosfato na saliva. Este facto pode ser ultrapassado através da utilização de novas abordagens à remineralização que incluem :

a) **Fosfato de cálcio amorfo** que actua como um suplemento útil aos iões de cálcio e fosfato presentes na saliva.

Os fosfopeptídeos de caseína (CPP) são moléculas naturais capazes de ligar iões de cálcio e fosfato e estabilizar o fosfato de cálcio amorfo (ACP). Em condições ácidas, os CPP são capazes de libertar iões de cálcio e fosfato, mantendo assim um estado de supersaturação em relação ao esmalte dentário, reduzindo a desmineralização e melhorando a remineralização. A administração de CPP ou complexos de CPP-ACP à placa bacteriana é conseguida através de uma série de veículos, incluindo gomas de mascar, dentífricos e géis tópicos. Por exemplo, GC Tooth Mousse : Um creme à base de água, sem açúcar, contendo CPP-ACP que liga as superfícies dentárias a biofilmes, placa bacteriana, bactérias, hidroxiapatite e tecidos moles circundantes, localizando cálcio e fosfato biodisponíveis. [34]

b) Xilitol

Em setembro de 1890. O professor de química alemão **Emil Herman**

Fischer, separou das aparas de faia um novo composto que recebeu o nome de Xylit, a palavra alemã

para Xilitol.

O xilitol é um poliol de ocorrência natural que é absorvido pelos estreptococos, mas não é

fermentável. O consumo habitual de xilitol na dieta parece selecionar os estreptococos mutans com

propriedades de adesão prejudicadas, ou seja, que se ligam mal aos dentes e se desprendem facilmente

da placa bacteriana e da saliva. Assim, pode especular-se que os estreptococos das mães do grupo do

xilitol tinham uma propriedade de adesão diminuída, levando a uma transmissão reduzida de

estreptococos mutans entre mãe e filho.[35]

ii. Redução das bactérias cariogénicas:

A redução das bactérias cariogénicas pode ser conseguida através de :

i. Alteração do ambiente oral de modo a minimizar a desmineralização.

ii. Aplicação de agentes como a clorexidina e o flúor tópico.

Em primeiro lugar, alterar o ambiente oral para fazer pender a balança a favor da remineralização e

afastá-la da desmineralização. Esta abordagem inclui a diminuição da frequência de ingestão de

hidratos de carbono refinados; a garantia de um controlo ótimo da placa bacteriana; a garantia de um

fluxo salivar ótimo; a educação do paciente.

Agentes como a clorexidina e os fluoretos tópicos podem então ser aplicados para encorajar a

remineralização. A clorexidina actua reduzindo o número de bactérias cariogénicas. Os fluoretos

tópicos aumentam a disponibilidade do ião fluoreto para a remineralização e a formação de

fluorapatite, com o aumento da sua resistência à desmineralização. O flúor concentrado na placa

bacteriana e na saliva inibe a desmineralização do esmalte sadio e aumenta a remineralização (ou seja, a recuperação) do esmalte desmineralizado. À medida que as bactérias cariogénicas metabolizam os hidratos de carbono e produzem ácido, o flúor é libertado da placa dentária em resposta à redução do pH na interface dente-placa. O flúor libertado e o flúor presente na saliva são então absorvidos, juntamente com o cálcio e o fosfato, pelo esmalte desmineralizado para estabelecer uma estrutura cristalina melhorada do esmalte. Esta estrutura melhorada é mais resistente aos ácidos e contém mais flúor e menos carbonato. O flúor é mais facilmente absorvido pelo esmalte desmineralizado do que pelo esmalte saudável.

iii. Intervenção cirúrgica mínima nas lesões cavitadas :

Quando o tratamento cirúrgico é indicado, deve ser minimamente invasivo. Nem todos os dentistas estão de acordo quanto ao momento em que o tratamento cirúrgico é indicado. Alguns dentistas preferem a restauração de lesões precoces, especialmente fossas e fissuras. São utilizadas técnicas minimamente invasivas, como a abrasão a ar, para preparar as cavidades para a restauração com materiais adesivos. Outros dentistas preferem adiar o tratamento cirúrgico até que haja evidência de cavitação.

O advento dos materiais restauradores adesivos e bioactivos abriu caminho para uma revisão da abordagem cirúrgica na restauração de lesões cariosas cavitadas. A utilização destes materiais permite conservar a estrutura dentária através de preparos cavitários minimamente invasivos, uma vez que os materiais adesivos não requerem a incorporação de elementos mecânicos de retenção. Existem vários materiais que podem ser utilizados: GIC; compósito à base de resina e GIC aplicado com uma técnica denominada laminação.

A cavitação torna o controlo da placa bacteriana difícil ou impossível. Por conseguinte, temos de recorrer a uma abordagem cirúrgica quando existe cavitação. O tecido infetado é removido e substituído por um material de restauração adequado, tendo em conta que nada pode igualar a estrutura natural do dente. Para além da remoção do tecido doente e da substituição da anatomia funcional, a restauração de lesões cavitadas facilita um excelente controlo da placa bacteriana.

iv. Reparação em vez de substituição de restaurações defeituosas :

Pouca atenção tem sido dada à reparação de restaurações defeituosas. A maioria dos profissionais escolhe a reparação como uma opção de tratamento numa base caso a caso. No entanto, o procedimento de reparação não é bem aceite pela profissão, uma vez que representa um afastamento do ensino convencional e é considerado por muitos como "medicina dentária de retalhos"

A substituição de restaurações existentes em todo o mundo representa 50% e 71% das actividades de cada médico de clínica geral. A substituição de restaurações de amálgama e de resina composta leva a restaurações maiores que têm uma vida útil mais curta do que as suas antecessoras, e alguns procedimentos de substituição podem causar danos nos dentes adjacentes.

Foram efectuados vários estudos sobre a resistência da reparação de material "antigo" em comparação com material "novo". No entanto, em casos individuais, a resistência da reparação pode não ser um fator importante se for avaliado que a reparação não compromete a resistência da restauração ou a retenção das porções antigas ou novas.

As razões para substituir as restaurações em vez de as exigir incluem várias preocupações sobre a força de ligação a materiais previamente colocados, sobre cáries residuais deixadas para trás (especialmente em locais restaurados por outro dentista) e sobre cáries recorrentes em torno da margem de uma restauração, implicando um risco acrescido de desenvolvimento de cáries noutros locais, incluindo sob restaurações existentes.

Considerando todos estes pontos, mais o facto de que a cárie sob restaurações bem seladas não progride e que a cárie progride lentamente na maioria das populações, reparar restaurações defeituosas em vez de as substituir é uma opção de tratamento válida e mais conservadora. Os preparos cavitários devem assegurar uma retenção independente e uma forma de resistência para a reparação. A reparação com um GIC pode ser preferível em áreas cervicais, devido ao potencial de libertação de flúor e à excelente adesão dos GICs. A decisão de reparar em vez de substituir uma restauração deve sempre basear-se no risco de desenvolvimento de cáries do paciente, na avaliação do profissional quanto aos benefícios versus riscos e nos princípios conservadores da preparação da cavidade.

Reparação de amálgama :

Hibber et al (1988)[37] verificaram que a força de ligação das reparações de amálgamas dentárias convencionais e com alto teor de cobre era aproximadamente 50% da força de ligação das amálgamas não reparadas e não era afetada pelo tipo de liga de amálgama utilizada, pelo tempo de reparação ou pela utilização de uma interface rica em mercúrio, enquanto **Jorgensen e Saito**[38] relataram que a força de ligação de uma amálgama convencional era quase a mesma que a de uma amálgama não reparada quando a superfície tinha sido humedecida com mercúrio antes da reparação.

No entanto, a humidificação da amálgama original com mercúrio não é recomendada devido aos riscos associados ao vapor de mercúrio. **Berge (1982)**[39] referiu que a resistência à flexão dos espécimes reparados era de 11% a 51% dos controlos não reparados. A resistência à fratura das amálgamas reparadas era aproximadamente 22% mais baixa do que a dos espécimes não reparados.

Reparação de compósitos de resina :

Swift et al[40] referiram que a decapagem abrasiva da superfície original da resina, antes do procedimento de reparação, produziu as maiores resistências de reparação em comparação com o condicionamento com ácido fluorídrico ou ácido fosfórico acidulado. A resistência do compósito de resina reparado varia entre 25-50% da resistência dos espécimes não reparados.

v. Controlo de doenças :

É necessário estabelecer diretrizes claras sobre a gestão da cárie como uma doença infecciosa. Esta componente consiste na avaliação do risco e no desenvolvimento de um plano de tratamento personalizado para cada doente, de modo a incluir estratégias adequadas para modificar o risco individual. As estratégias incluem a identificação e monitorização bacteriana, análise e modificação da dieta, utilização de fluoretos tópicos e utilização de agentes antimicrobianos.

Várias estratégias têm potencial para reduzir a prevalência de cáries na primeira infância: aumentar o acesso aos cuidados de saúde, educar os doentes e os seus pais e utilizar terapias preventivas específicas, incluindo o tratamento da família na esperança de diminuir a transmissão de *Streptococcus mutans* virulento e de outras espécies bacterianas do prestador de cuidados para a criança.

Entre os microrganismos orais indígenas encontram-se as bactérias que têm um potencial patogénico significativo para o hospedeiro. As bactérias promotoras de cáries incluem o *S. mutans* e os lactobacilos. Embora *S. mutans* tenha uma afinidade para se fixar nas superfícies dentárias, *Lactobacillus casei* e *Lactobacillus fermenti* têm uma baixa afinidade para as superfícies orais, sugerindo que a sua associação com lesões cariosas pode estar relacionada com a aderência mecânica.

As tecnologias emergentes nesta área incluem as vacinas contra a cárie e a terapia de substituição bacteriana que, até à data, tem sido estudada em roedores. Na terapia de substituição bacteriana, a manipulação genética produz uma estirpe de *S. mutans* incapaz de produzir ácido lático através da fermentação de hidratos de carbono. A terapia de substituição envolve a utilização de uma estirpe efectora inofensiva que é permanentemente colonizada na microflora do hospedeiro. Esta estirpe efectora foi concebida para impedir a colonização ou o crescimento de um determinado agente patogénico. Esta estirpe bacteriana, JH1140, demonstrou colonizar eficazmente os dentes, deslocar a *S. mutans* de tipo selvagem e produzir menos ácido e menos lesões de cárie do que a *S. mutans* de tipo selvagem. Poderá ser utilizada para prevenir a cárie dentária, substituindo a *S. mutans* de tipo selvagem em humanos com elevado risco de cárie.

A imunização é induzida por anticorpos IgA que podem inibir os mecanismos de acumulação estreptocócica nas superfícies dentárias, dependendo da escolha do antigénio da vacina. A imunização da mucosa é concebida para induzir níveis elevados de anticorpos salivares que podem ser mantidos por períodos prolongados e para assegurar a chamada "memória imunitária". Recentemente, a imunização passiva local utilizando anticorpos monoclonais murinos, anticorpos de plantas transgénicas, anticorpos de gema de ovo e anticorpos de leite bovino contra antigénios de estreptococos mutans foi aplicada para controlar a colonização bacteriana e a cárie dentária em humanos.

Para pacientes de baixo risco, é indicada uma exposição mínima ao flúor. Se o tratamento com flúor for indicado devido a um teor inadequado de flúor na água ou à presença de outros factores de risco importantes, recomenda-se uma aplicação de baixa dose e alta frequência. Para pacientes de risco moderado e alto, devem ser considerados agentes antibacterianos ou bactericidas para os indivíduos com níveis elevados de *S. mutans* (>106 CFU/ mL de saliva). No entanto, para que a gestão moderna da cárie como doença infecciosa seja bem sucedida, o risco de cárie deve ser avaliado periodicamente e a gravidade da lesão deve ser monitorizada para acompanhar o estado de atividade da doença e para ajustar o tratamento, se necessário, caso o nível de risco do doente diminua ou aumente significativamente durante o método de tratamento ativo.[32]

<u>DIAGNÓSTICO DE CÁRIES</u>

O diagnóstico é um processo de decisão que cabe ao clínico e é informado, inicialmente, pela deteção de uma lesão e deve ser seguido de uma avaliação do risco de cárie do paciente, que pode incluir o número de novas lesões de cárie, experiência anterior de cárie, dieta, presença ou ausência de factores modificadores favoráveis ou desfavoráveis (fluxo salivar, contagem de estreptococos mutans, higiene oral) e aspectos qualitativos da doença, como a cor e a localização anatómica. Estes sistemas de deteção destinam-se, portanto, a aumentar o processo de diagnóstico, facilitando a deteção precoce da doença ou permitindo a sua quantificação de uma forma objetiva. [41]

O método ideal de deteção de cáries deve abranger todo o processo de cárie, desde as fases iniciais até à fase de cavitação. Deve ser exato, preciso, fácil de aplicar e útil para todas as superfícies dos dentes, bem como para cáries adjacentes a restaurações.

A inspeção visual, o sistema de deteção de cáries mais omnipresente, é subjectiva. A avaliação de caraterísticas como a cor e a textura é de natureza qualitativa. Estas avaliações fornecem alguma informação sobre a gravidade da doença, mas ficam aquém de uma verdadeira quantificação. O desenvolvimento de tecnologia para detetar e quantificar lesões de cárie precoces e para avaliar diretamente o estado da lesão de cárie pode revelar-se a melhor forma de identificar os pacientes que necessitam de uma intervenção preventiva intensiva.

Atualmente, estão disponíveis vários métodos para a identificação de áreas desmineralizadas da estrutura dentária e da presença de cavitação.[29]

- Inspeção visual

- Espelho e sonda

- Método Radiográfico

- Transiluminação

- Detetor eletrónico de cáries

- Método de penetração do corante

- Fluorescência laser quantitativa

- DIAGNOdente

- Transiluminação por fibra ótica

- DIFOTI

- Fluorescência laser reforçada com corante

- Ultrassom

- Tomografia de Coerência Ótica

EXAME VISUAL

O exame visual como método de diagnóstico de cáries é muito popular. Inclui a procura de cavitação, rugosidade da superfície, opacificação e descoloração. O problema com este método é que a descoloração pode ser confundida com a presença de cáries.

Uma grande falha é que este método era muito limitado para detetar lesões não cavitadas na dentina ou nas superfícies proximais e oclusais posteriores.

ESPELHO E SONDA

Este é um método tradicional de deteção de cáries. A principal utilização do explorador é remover a placa dentária da área de exame e determinar a rugosidade da superfície de lesões não cavitadas.

Uma área está cariada quando o explorador "prende" ou resiste à remoção após a inserção numa fossa ou fissura com pressão moderada ou firme, e quando isto é acompanhado por um ou mais dos seguintes sinais de cárie:

- Suavidade na base da zona

- Opacidade adjacente à fossa ou fissura

- Esmalte amolecido adjacente à fossa ou fissura[42]

Devido ao facto de a utilização da sonda ter geralmente rompido esta camada superficial e impedido a possibilidade de reverter a área não cavitada através da remineralização, a utilização da sonda [43] para determinar a suavidade ou a pegajosidade da lesão não cavitada está contra-indicada. [3]

MÉTODO RADIOGRÁFICO

a. Radiografia convencional

b. Xeroradiografia

c. Imagem digital

d. Radiografia de subtração

O exame radiográfico tem grande valor na deteção e determinação das lesões de cárie que não são facilmente detectadas pela inspeção clínica. As radiografias têm certas limitações, pelo que a combinação do exame clínico com o auxílio radiográfico é considerada importante para o diagnóstico de cáries.

a. Radiografia convencional :

Convencionalmente, são utilizados dois tipos de técnicas: a radiografia periapical intra-oral e a radiografia de aspiração dentária.

As radiografias periapicais são mais úteis para detetar alterações nas superfícies radiculares e nas superfícies oclusais dos dentes, ao passo que as radiografias bitewing são mais importantes para a deteção de lesões incipientes nos pontos de contacto.

b. Xeroradiografia :

Esta técnica simula a máquina de fotocópia. Trata-se de uma técnica em que a imagem é gravada numa placa de alumínio revestida com uma camada de partículas de selénio. As partículas de selénio recebem uma carga eletrostática uniforme e são armazenadas numa unidade chamada "condicionador". A passagem de raios X para a película provoca uma descarga selectiva das partículas. Isto forma uma imagem latente que é convertida numa imagem positiva através de um processo denominado "revelação" na unidade de processamento. A principal caraterística da técnica xero-radiófila é a sua capacidade de obter impressões positivas e negativas em simultâneo.

c. Imagem digital :

Uma imagem digital é formada e representada por um conjunto espacialmente distribuído de sensores e pixéis discretos. Em termos simples, a imagem digital é uma imagem que foi registada com receptores não-filme. Existem dois tipos de receptores não-filme para o registo de imagens digitais:

- O recetor de imagem digital (DIR) que recolhe diretamente os raios X (imagem digital direta)

- Câmara de vídeo para formação de imagens digitais de uma radiografia (Imagem digital indireta)

O recetor direto de imagens digitais funciona com um dispositivo de carga acoplada (CCD), que está ligado eletronicamente a um computador. O CCD é um semicondutor constituído por óxidos metálicos, como o silício, que é revestido com fósforo sensível aos raios X. O CCD é sensível tanto aos raios X como aos raios de luz visível. O CCD é colocado intra-oralmente e capta a imagem, que é armazenada na memória do computador e pode ser apresentada para visualização.

d. Radiografia de subtração :

A radiografia de subtração é uma técnica através da qual o ruído estruturado é reduzido de forma a aumentar a detetabilidade de alterações no padrão radiográfico. Não aumenta a informação disponível na radiografia original, apenas a transforma numa imagem que pode ser lida através de um computador. Este aparelho é também útil para detetar a evolução dos padrões de desmineralização e remineralização das cáries dentárias.

A radiografia de subtração tem uma precisão de 90% na deteção de apenas 5%

A perda mineral do osso comparada com 30-60% da perda mineral que tem de ocorrer antes de uma lesão radiográfica poder ser vista numa radiografia convencional. [29]

DETECTOR ELECTRÓNICO DE CÁRIES

O dispositivo ECM utiliza uma única corrente alternada de frequência fixa que tenta medir a "resistência do volume" do tecido dentário. Isto pode ser efectuado quer ao nível do local quer ao nível da superfície. Ao medir as propriedades eléctricas de um determinado local num dente, a sonda ECM é aplicada diretamente no local, normalmente uma fissura, e o local é medido. Durante o ciclo de medição de 5 s, o ar comprimido é expelido da ponta da sonda, o que resulta numa recolha de dados durante o período de medição, descrito como um perfil de secagem, que pode fornecer informações úteis para a caraterização da lesão.

MÉTODO DE PENETRAÇÃO DO CORANTE

Em 1972, foi sugerido que os corantes detectores de cáries poderiam ajudar a diferenciar a dentina infetada da dentina afetada.

CORANTES PARA DETECÇÃO DE ESMALTE CARIADO:

" Os corantes "Procrin" coram as lesões do esmalte, mas a coloração torna-se irreversível porque os corantes reagem com os grupos azoto e hidroxilo do esmalte e actuam como fixadores.

O corante "Calceína" forma um complexo com o cálcio e permanece ligado à lesão. O "corante fluorescente", como o Zyglo ZL-22, tem sido utilizado in-vitro, o que não é adequado in-vivo. O corante torna-se visível por radiações ultravioletas.

O "Brilliant Blue" também tem sido utilizado para melhorar a qualidade de diagnóstico da transiluminação por fibra ótica.

CORANTES PARA DETECÇÃO DE DENTINA CARIADA :

O corante básico Fuschin - 0,5% é comprovadamente eficaz na diferenciação das duas zonas de cárie dentária. Mas é considerado cariogénico, pelo que é substituído pelo vermelho ácido e pelo azul de metileno.

FLUORESCÊNCIA QUANTITATIVA A LASER

A fluorescência quantitativa induzida por luz (QLF) é um sistema de luz visível que oferece a oportunidade de detetar cáries precoces e, em seguida, monitorizar longitudinalmente a sua progressão ou regressão. A fluorescência é um fenómeno pelo qual um objeto é excitado por um determinado comprimento de onda de luz e a luz fluorescente (reflectida) é de um comprimento de onda maior. Quando a luz de excitação se encontra no espetro visível, a fluorescência terá uma cor diferente. No caso do QLF, a luz visível tem um comprimento de onda (l) de 370 nm, que se situa na região azul do espetro. A auto-fluorescência resultante do esmalte humano é então detectada através da filtragem da luz de excitação utilizando um filtro passa-banda a l > 540 nm por uma pequena câmara intra-oral. Isto produz uma imagem que é composta apenas pelos canais verde e vermelho (o azul foi filtrado) e a cor predominante do esmalte é o verde. A desmineralização do esmalte resulta numa redução desta auto-fluorescência. Esta perda pode ser proximal.

Uma vez captada a imagem de um dente, a fase seguinte consiste em analisar eventuais lesões e produzir uma avaliação quantitativa do estado de desmineralização do dente. Isto é efectuado utilizando software próprio e envolve a utilização de um adesivo para definir áreas de esmalte sólido à volta da lesão de interesse. Em seguida, o software utiliza os valores de pixel do esmalte sólido para reconstruir a superfície do dente e subtrai os pixéis considerados como lesão. Este processo é controlado por um limiar de perda de fluorescência, geralmente fixado em 5%. Isto significa que todos os pixéis com uma perda de fluorescência superior a 5% do valor médio do som serão considerados como fazendo parte da lesão. Depois de os pixéis terem sido atribuídos a "som" ou "lesão", o software calcula a perda média de fluorescência na lesão, conhecida como %DF, e depois a área total da lesão em mm2, sendo que a multiplicação destas duas variáveis resulta numa terceira saída métrica, DQ.[44]

DIAGNODENTE

Uma variante do QLF, o Diagnodent (KaVo) é um produto comercialmente disponível baseado na investigação de **Hibst e Gall**. A fonte de luz é um laser de díodo. A luz vermelha do laser tem um comprimento de onda de 655 nm e é transportada para a ponta angulada dentro de uma fibra central. Em redor da fibra central, outras fibras estão dispostas de forma concêntrica para recolher a luz fluorescente dos tecidos duros dentários. A luz reflectida e a luz ambiente são filtradas. Um fotodíodo mede a quantidade de luz fluorescente que passa através do filtro. Este sinal é finalmente processado e apresentado no ecrã com o número inteiro 0-99.

Em geral, valores entre 5 e 25 indicam lesões iniciais no esmalte e valores superiores a este intervalo indicam cárie dentária precoce. As lesões dentárias avançadas produzem valores superiores a 35.

Uma vez que o esmalte dos dentes decíduos é mais branco do que o dos dentes permanentes, e o esmalte dos dentes decíduos não está mineralizado na mesma medida que o esmalte dos dentes permanentes, os seus coeficientes de dispersão são diferentes, sendo mais elevados nos dentes decíduos e resultando numa maior fluorescência com base nesta constatação. Foi referido que o método QLF e a sua variante são mais adequados para o exame de dentes decíduos.

TRANSILUMINAÇÃO POR FIBRA ÓPTICA

A base da inspeção visual das cáries assenta no fenómeno da dispersão da luz. O esmalte sólido é composto por cristais de hidroxiapatite modificados que estão densamente compactados, produzindo uma estrutura quase transparente. Quando o esmalte é perturbado, por exemplo na presença de desmineralização, os fotões de luz penetrantes são dispersos (ou seja, mudam de direção, embora não percam energia), o que resulta numa perturbação ótica. Na luz visível normal, isto aparece como uma área "mais branca" - a chamada mancha branca. Este aspeto é melhorado se a lesão for seca; a água é removida da lesão porosa. A água tem um índice de refração (RI) semelhante ao do esmalte, mas quando é removida e substituída por ar, que tem um RI muito inferior ao do esmalte, a lesão aparece mais claramente. Este facto demonstra a importância de assegurar que os exames clínicos de cárie são realizados em dentes limpos e secos.

A transiluminação por fibra ótica tira partido destas propriedades ópticas do esmalte e realça-as utilizando uma luz branca de alta intensidade que é apresentada através de uma pequena abertura sob a forma de uma peça de mão dentária. A luz é projectada através do dente e o efeito de dispersão pode ser visto como sombras no esmalte e na dentina, sendo o ponto forte do dispositivo a capacidade de ajudar a discriminar entre lesões precoces do esmalte e lesões precoces da dentina. Uma outra vantagem do FOTI é que pode ser utilizado para a deteção de cáries em todas as superfícies, sendo particularmente útil em lesões proximais.[45]

DIFOTI

A transiluminação de fibra ótica por imagem digital (DIFOTI) é uma metodologia relativamente nova que foi desenvolvida numa tentativa de reduzir as deficiências sentidas da FOTI, combinando a FOTI e uma câmara CCD digital.

Este sistema é composto por uma luz de alta intensidade e uma câmara de escala de cinzentos que pode ser equipada com uma de duas cabeças: uma para superfícies lisas e outra para superfícies oclusais. As imagens são visualizadas num monitor de computador e podem ser arquivadas para serem recuperadas numa nova visita. As imagens captadas pela câmara são enviadas para um computador para análise utilizando algoritmos dedicados.

No entanto, este método é muito melhor para avaliar a profundidade da lesão na superfície proximal.

Além disso, outra possível desvantagem do DIFOTI é a incapacidade de quantificar a progressão da lesão, embora as imagens possam ser comparadas ao longo do tempo.[46]

FLUORESCÊNCIA LASER MELHORADA POR CORANTE

A utilização de corantes em conjunto com a fluorescência laser para a deteção de cáries também é relatada. Os corantes podem facilitar a deteção de cáries, o que pode ser uma ajuda valiosa para o tratamento precoce de lesões cariosas iniciais.

Um corante, quando introduzido nas lesões, é absorvido pelos tecidos desmineralizados. O esmalte e a dentina saudáveis, quando comparados com o tecido dentário desmineralizado ou cariado impregnado com corantes fluorescentes, têm uma eficiência de fluorescência diferente. Os tecidos desmineralizados absorvem o corante de forma diferente e fluorescem fortemente. A filtragem da luz dispersa pode aumentar esta fluorescência.

O pirometano 556 e a fluoresceína de sódio são os dois corantes fluorescentes que foram utilizados pela Faculdade de Medicina Dentária da Universidade de Indiana para a deteção de cáries. O pirometano 556 pode absorver luz na gama de 488 a 515 nm e emitir na gama de 540 nm. Este corante emite um comprimento de onda aceitável para a excitação do laser de árgon. Foi utilizado in vivo para a deteção de lesões de cárie iniciais, tendo-se verificado que detecta o esmalte desmineralizado com apenas 2 horas de exposição a uma solução descalcificada.

ULTRASOUND

A utilização de ultra-sons na deteção de cáries foi sugerida pela primeira vez há mais de 30 anos, embora os desenvolvimentos neste domínio tenham sido lentos. O princípio subjacente a esta técnica é que as ondas sonoras podem atravessar gases, líquidos e sólidos e os limites entre eles. As imagens dos tecidos podem ser obtidas através da recolha das ondas sonoras reflectidas. Para que as ondas sonoras cheguem ao dente, têm de passar primeiro por um mecanismo de acoplamento, tendo sido sugeridos vários, mas os que têm aplicações clínicas incluem a água e a glicerina.

TOMOGRAFIA DE COERÊNCIA ÓPTICA

A OCT é uma tecnologia de imagiologia capaz de fornecer imagens morfológicas de profundidade de alta resolução (10-30 pm). O seu funcionamento é semelhante ao das imagens de ultra-sons, mas utiliza ondas de luz em vez de ondas sonoras. A OCT só consegue obter imagens dos primeiros milímetros dos tecidos (2-4 mm, dependendo do comprimento de onda da luz utilizada). Assim, a OCT é mais adequada para obter imagens de estruturas próximas da superfície.

A técnica baseia-se na luz retrodifundida coerente. Resumidamente, um sistema de OCT contém um interferómetro de Michelson que divide um feixe de luz em dois caminhos, fazendo os feixes incidir em dois espelhos (um fixo e um móvel) e recombinando-os. O padrão de interferência criado pelos feixes reflectidos gera um perfil de profundidade num único ponto ao longo da trajetória do laser. Este ponto é conhecido como um A-scan. À medida que o laser é deslocado lateralmente através da superfície, as digitalizações A adjacentes são reunidas para produzir uma imagem de profundidade bidimensional, também conhecida como digitalização B.

A luz da OCT é retrodifundida por alterações no índice de refração à medida que a luz encontra diferentes tipos de tecido ou estruturas (por exemplo, esmalte vs. dentina, regiões saudáveis vs. cariadas). A fonte de luz é um laser de baixa coerência com um comprimento de onda na região do infravermelho próximo (850 nm ou 1310 nm), que é a região do espetro eletromagnético imediatamente a seguir à parte vermelha visível. Na amostra, a potência gerada é muito baixa, normalmente cerca de 750 µW com um comprimento de onda de 850 nm ou 7 mW com um sistema de comprimento de onda de 1310 nm. A luz na região dos infravermelhos próximos é capaz de penetrar nos tecidos melhor do que a luz na região visível do espetro e não danifica os tecidos humanos a estas intensidades.

As lesões incipientes são visíveis nas imagens de OCT, com informações disponíveis sobre a localização da lesão, a profundidade da lesão (incluindo a proximidade da junção dentina-esmalte) e as caraterísticas da superfície (intacta, cavitada ou com alteração do contorno). Os defeitos de superfície, tais como fissuras e fendas, também devem ser detectáveis por OCT.[47]

Nenhum destes métodos de deteção é infalível e nenhum deles justifica uma intervenção cirúrgica imediata. Cada técnica tem o seu lugar no diagnóstico, mas, tendo em conta a progressão relativamente lenta da lesão cariosa típica, uma lesão precoce deve ser tratada com precaução. A intervenção cirúrgica só pode ser devidamente justificada para a eliminação da cavitação efectiva. [42]

MODALIDADES RECENTES DE REMOÇÃO DE CÁRIES

Existem várias técnicas disponíveis para cortar o tecido dentário. Algumas afirmam remover seletivamente a dentina desmineralizada, enquanto outras não conseguem fazer esta distinção e, na verdade, podem nem sequer ser capazes de remover eficazmente o tecido amolecido.

O instrumento de corte ideal deve cumprir determinados factores para satisfazer tanto o operador como o doente. Estes factores podem incluir:

· Conforto e facilidade de utilização no ambiente clínico.

· A capacidade de discriminar e remover apenas o tecido doente.

· É indolor, silencioso e requer apenas uma pressão mínima para uma utilização óptima.

· Não gerar vibrações ou calor durante os períodos de funcionamento, e

· Ser acessível e fácil de manter.

QUADRO 3 : Classificação das diferentes técnicas de corte de dentes.[48]

Category	Technique
Mechanical rotary	Handpieces + burs
Mechanical, non-rotary	Hand excavators, Air-abrasion, Air-polishing, Ultrasonics, Sono-abrasion
Chemo-mehanical	Caridex™, Carisolv™, Enzymes
Photo-ablation	Lasers

i. ESCAVADORAS, PEÇAS DE MÃO E BROCAS :

A broca rotativa é de uso universal.

Pequenas brocas redondas :

* Proporcionam uma preparação conservadora com um bom acesso ao explorador e não requerem uma curva de aprendizagem.

* São lentos e ineficazes a cortar o esmalte.

Brocas de biopsia excisional :

* As brocas de fissurotomia foram concebidas para recontornar as fissuras e aceder à cárie com uma remoção mínima do esmalte.

* A utilização de brocas de fissurotomia é limitada a fossas, fissuras e sulcos, no entanto, não é indicada para cáries maiores.

* O comprimento da broca é de 2,5 mm, para limitar a ponta da broca a cortar logo abaixo da DEJ, e não mais para dentro da dentina.

* A forma cónica da broca permite que a ponta de corte encontre muito poucos túbulos dentinários num determinado momento.

ii. AR-ABRASÃO :

A abrasão a ar foi originalmente desenvolvida por **RB Black** em 1945, que instigou investigações preliminares sobre um método pseudo-mecânico alternativo para a remoção de tecidos dentários, que envolvia o bombardeamento da superfície dentária com partículas de alta velocidade (convencionalmente óxido de alumínio (Al_2O_3) transportadas numa corrente de ar. Dependendo da natureza do abrasivo utilizado, esta técnica tem a capacidade de desgastar eficazmente tanto a dentina sã como o esmalte.

As primeiras unidades a serem fabricadas comercialmente foram as máquinas Airdent 1951 (SS White Technologies): não eram utilizadas popularmente em clínicas, uma vez que não preparavam paredes e margens bem definidas necessárias para amálgama e ouro. **J.Tim Rainey**, popularizou e melhorou a tecnologia de abrasão a ar, combinada com a utilização de materiais adesivos modernos.

A abrasão a ar para a preparação de restaurações remove a estrutura dentária utilizando um fluxo de partículas de óxido de alumínio geradas a partir de ar comprimido ou de dióxido de carbono engarrafado ou gás nitrogénio. As partículas abrasivas atingem o dente a alta velocidade e removem pequenas quantidades de estrutura dentária. A eficiência da remoção é relativa à dureza do tecido ou material que está a ser removido e aos parâmetros de funcionamento do dispositivo de abrasão a ar.

Existem vários parâmetros que podem ser alterados para ajustar as caraterísticas de corte do instrumento:

• o tipo e o tamanho das partículas abrasivas afectam a aspereza da superfície lixada - quanto maior for o tamanho e mais duras forem as partículas, maior será a energia cinética transferida para a superfície e, portanto, mais áspero será o acabamento final.

• a velocidade das partículas é alterada pela variação da pressão do ar,

• a distância entre o bocal e a superfície do dente e

• a duração do tempo de corte.

• Geralmente, as pressões de ar variam entre 40 e 160 psi. Os níveis recomendados são de 100 psi para corte e 80 psi para gravação de superfícies.

• Os tamanhos de partículas mais comuns têm 27 ou 50 μm de diâmetro. As partículas maiores permitem ao médico trabalhar mais rapidamente, mas resultam em preparações cavitárias comparativamente maiores do que aquelas com partículas de 27 μm.

• Um caudal de partículas mais elevado permitirá que mais partículas desgastem a superfície de trabalho mais rapidamente.

• As distâncias de funcionamento típicas do dente variam entre 0,5 e 2 mm. Distâncias maiores produzem um fluxo mais difuso que resulta numa diminuição da capacidade de corte.

Embora os abrasivos pneumáticos possam ser utilizados num grande número de situações clínicas, existem certamente algumas limitações à sua utilização, tais como :

- Não pode remover cáries moles.

- É ainda necessária uma intervenção cirúrgica

- Falta de sensibilidade tátil

- Perigo de embolia aérea e enfisema

- É difícil trabalhar com pó de óxido de alumínio, pois prejudica a visão. Contraindicado em doentes com asma, alergias graves ao pó e doenças pulmonares crónicas.

iii . POLIMENTO A AR :

O polimento a ar é o processo através do qual partículas solúveis em água de bicarbonato de sódio, às quais foi adicionado fosfato tricálcico (0,08% em peso) para melhorar as caraterísticas de fluxo, são aplicadas sobre a superfície de um dente utilizando pressão de ar, envoltas num jato de água concêntrico. O facto de o abrasivo ser solúvel em água faz com que não se afaste demasiado do campo de ação. O bombardeamento das superfícies duras dos dentes por estas partículas resulta numa ação abrasiva mecânica contínua que remove os depósitos superficiais. **Razzoog e Koka** observaram que o aumento da pressão de ar para além dos 90 psi reduziu efetivamente a abrasividade do sistema Microprophy (Danville Engineering Co., Danville, CA). Isto deveu-se a um fenómeno encontrado na dinâmica de fluidos unidimensional e bifásica - "fluxo estrangulado". Neste cenário, à medida que a pressão do ar excede a pressão crítica, o fluxo de massa das partículas reduz-se, limitando assim a abrasividade do sistema.

Devido ao ataque superficial não seletivo, abrasivo e prejudicial das restaurações e do esmalte e dentina sãos, uma utilização excessivamente zelosa poderia facilmente remover uma quantidade considerável de estrutura dentária saudável, especialmente na margem cervical. Foi sugerido que o polimento a ar poderia ser utilizado para a remoção de dentina cariada no final da preparação da cavidade.

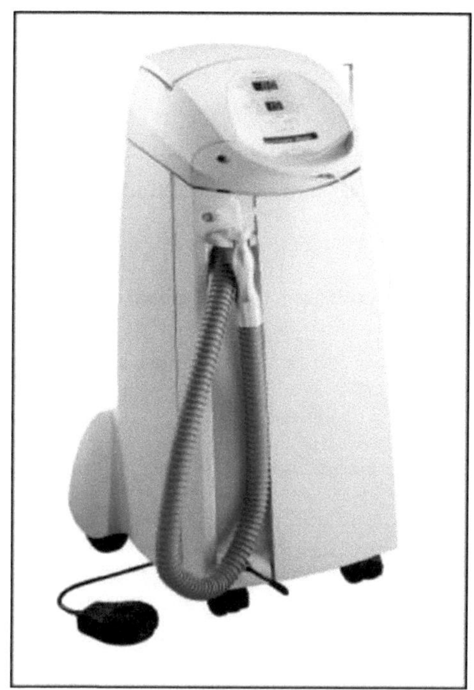

FIG. 2: UNIDADE DE ABRASÃO A AR

Iv .INSTRUMENTAÇÃO ULTRASSÓNICA :

Nielsen et al. indicaram a possibilidade de utilizar um instrumento ultrassónico para cortar tecido dentário. Concebeu um instrumento magnetostrictivo com uma frequência de oscilação de 25 kHz. Este, utilizado em conjunto com uma pasta espessa de óxido de alumínio e água, criou a ação de corte, cujo mecanismo era a energia cinética das moléculas de água a ser transferida para a superfície do dente através do abrasivo, através das oscilações de alta velocidade da ponta de corte. Verificou-se que quanto mais duro era o tecido, mais fácil era o corte. A dentina macia e cariada aparentemente não podia ser removida, mas a camada mais profunda, mais dura e coriácea, era mais suscetível.

v. ABRASÃO POR ULTRA-SONS :

Um desenvolvimento recente dos ultra-sons originais acima mencionados é a utilização de escaladores de ar sónicos de alta frequência com pontas abrasivas modificadas - uma técnica conhecida como "sonoabrasão". A unidade micro Sonicsys, concebida pelos Drs. Hugo, Unterbrink

45

e Mösele num empreendimento entre a Ivoclar-Vivadent e a KaVo (KaVo Dental Ltd, Amersham, Bucks, Reino Unido), baseia-se nas peças de mão do escalador de ar Sonicflex 2000L e 2000N que oscilam na região sónica (6,5 kHz).

As pontas descrevem um movimento elíptico com uma distância transversal entre 0,08 - 0,15 mm e um movimento longitudinal entre 0,055 - 0,135 mm. São revestidas de diamante numa das faces com diamante de grão 40 pm e são arrefecidas com água de irrigação a um caudal de 20-30 ml/min.

A pressão de ar operacional para o acabamento da cavidade deve ser de cerca de 3,5 bar (ou seja, a pressão nominal no acoplamento). Atualmente, existem três pontas de instrumentos diferentes: uma forma de torpedo cortada ao meio longitudinalmente (9,5 mm de comprimento, 1,3 mm de largura), um pequeno hemisfério (1,5 mm de diâmetro) e um grande hemisfério (2,2 mm). O binário aplicado às pontas dos instrumentos deve ser da ordem dos 2 N. Se a pressão aplicada for demasiado elevada, a eficácia do corte é reduzida devido ao amortecimento das oscilações.

vi. MÉTODOS QUIMIOMECÂNICOS : CARIDEX E CARISOLV

<u>SISTEMA CARIDEX</u>

Em 1976, **Goldman e Kronman** relataram a possibilidade de remover material cariado quimicamente usando N-monocloroglicina (NMG, GK-101).

A primeira tentativa comercial de remoção quimio-mecânica de cáries foi o sistema Caridex, inicialmente introduzido no mercado dos EUA em 1985. O sistema envolvia a aplicação intermitente de N-monocloro-D,L-2-aminobutirato (NMAB, GK-101E) pré-aquecido. A dentina cariada, mais amolecida pelo NMAB (GK-101E), deveria ter sido facilmente removida através de uma ligeira abrasão da sua superfície com a ponta do aplicador.

O sistema Caridex baseava-se no efeito proteolítico não específico do hipoclorito de sódio (NaOCl).

O mecanismo de ação proposto para o NMAB envolve a cloração do colagénio parcialmente degradado na dentina cariada e a conversão da hidroxiprolina em ácido pirrole-2-carboxílico, o que inicia a rutura do colagénio alterado na dentina cariada. Os danos resultantes nas ligações de hidrogénio do colagénio facilitam a remoção mecânica da dentina cariada.

O tempo prolongado para a remoção da cárie, o sabor do líquido, o equipamento especial necessário e a complexidade do método foram as principais desvantagens do Caridex, impedindo a sua aceitação universal.

SISTEMA CARISOLV

A fim de ultrapassar estas desvantagens e melhorar a eficiência da remoção de cáries, foi introduzida uma nova técnica no final de 1997, baseada no sistema Caridex. Chamava-se Carisolv (MediTeam). Afirma-se que o novo sistema químico-mecânico reduz a necessidade de anestesia, preserva os tecidos dentários, diminui a utilização de instrumentos rotativos e alivia eficazmente a ansiedade.

O sistema Carisolv é constituído por um gel e por instrumentos manuais especialmente concebidos para o efeito. O gel é uma mistura aquosa de hipoclorito de sódio, cloreto de sódio, hidróxido de sódio, três aminoácidos (ácido glutâmico, leucina e lisina), um corante (eritrocina) e um espessante (metilcelulose).

Acredita-se que o mecanismo de ação do Carisolv gel se baseia principalmente no efeito proteolítico do hipoclorito de sódio, que dissolve a dentina infetada por cárie à medida que o cloro decompõe o colagénio degradado. Considera-se que os três aminoácidos incorporados intensificam o efeito do hipoclorito de sódio no colagénio desnaturado e reduzem o envolvimento do tecido dentário duro saudável. Os instrumentos manuais foram concebidos para uma remoção rápida, fácil e indolor da dentina cariada amolecida.

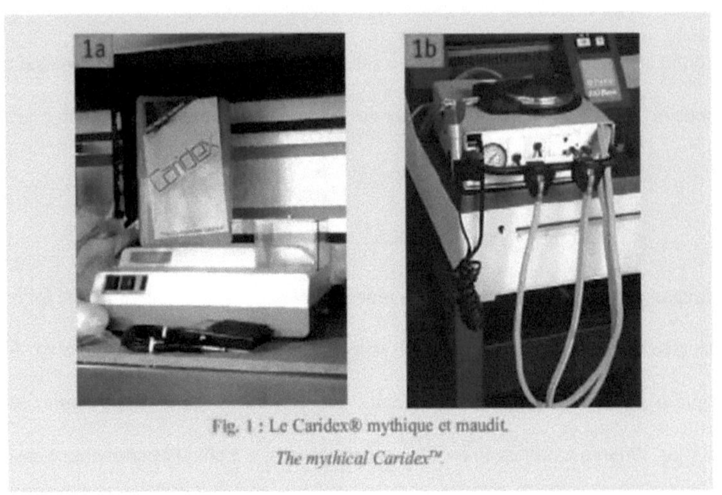

Fig. 1 : Le Caridex® mythique et maudit.
The mythical Caridex™.

FIG. 3: SISTEMA CARIDEX

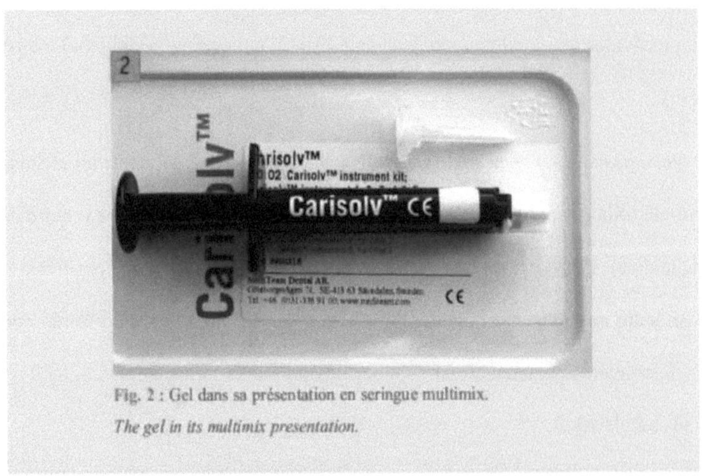

Fig. 2 : Gel dans sa présentation en seringue multimix.
The gel in its multimix presentation.

FIG. 4: SISTEMA CARISOLV

vii. LASERS :

Desde o desenvolvimento do primeiro laser de rubi por **Maiman** em 1960, os investigadores postularam que este poderia ser aplicado para cortar tecidos duros e moles na boca. A eficácia dos lasers dependerá de numerosos factores, incluindo as caraterísticas do comprimento de onda, a energia do impulso, a taxa de repetição e as propriedades ópticas do tecido incidente. Os lasers que estão atualmente a ser investigados para uma ablação mais selectiva de tecidos duros incluem:

• Er:YAG (erbium: yttrium-aluminium garnet) e Nd:YAG (neodymium: YAG) - emissões de infravermelhos médios a infravermelhos

• Lasers de dióxido de carbono (CO2) - Emissão IR

- Lasers de excímero (ArF (árgon: freon) e XeCl (xénon: cloro) - emissão UV

• Lasers de hólmio

- Em termos de remoção de dentina cariada, a emissão UV dos lasers de excímero (377 nm) tem o potencial de ser mais selectiva na ablação da dentina cariada e pode haver uma possível utilização de ablação por laser com corante para desenvolver ainda mais esta seletividade.

Para além da remoção de cáries, estudos demonstraram que, na presença de um fotossensibilizador adequado, a luz laser de baixa potência tem a capacidade de destruir o *Streptococcus mutans* Os lasers também têm sido utilizados para cortar e selar os túbulos dentinários, reduzindo a possibilidade de sensibilidade pós-operatória.

viii. OZÓNIO :

O tratamento com ozono, principalmente fornecido pela máquina HealOzone (KaVo Dental GmbH, Biberach, Alemanha), tem sido comercializado. A capacidade do gás ozono (O_3) para matar bactérias, fungos e vírus é bem conhecida. No entanto, embora tenha sido relatada uma ação bactericida útil contra uma variedade de agentes patogénicos humanos para concentrações de ozono entre 0,3 e 0,9 ppm, estas concentrações de ozono bactericida estão próximas do limite permitido para a exposição humana.

Teoriza-se que o ozono actua por :

1. matar as bactérias na lesão cariosa e

2. oxidando o material orgânico dentro da dentina cariada. Isto abre "canais" dentro da dentina para permitir a penetração de iões de cálcio, fosfato e flúor para permitir a hipermineralização da

superfície. As superfícies hipermineralizadas são mais resistentes à cárie subsequente.

A evidência que suporta a utilização do gás ozono para prevenir cáries e para melhorar a remineralização do esmalte desmineralizado é limitada. Relatórios *in vitro* e *in vivo* suportam o potencial para parar a cárie e possivelmente remineralizar a estrutura dentária desmineralizada. **Rickard et al**. realizaram uma avaliação sistemática da literatura científica para avaliar se o ozono é eficaz em deter ou reverter a progressão da cárie dentária. Foram incluídos três estudos com um total combinado de 432 lesões aleatórias (137 participantes). Estudos individuais revelaram efeitos inconsistentes do ozono na gestão da lesão de cárie em função de diferentes medidas de progressão ou regressão da cárie. Poucos estudos de resultados secundários foram realizados, e apenas um estudo relatou a ausência de eventos adversos.

MATERIAIS DE RESTAURAÇÃO ADESIVOS

A medicina dentária operatória está no limiar da era pós-amálgama, que se baseia em materiais de restauração com cor dos dentes e na medicina dentária adesiva **(Krejci e Lutz, 1995).**

Basicamente, existem duas classes diferentes de materiais para colorir os dentes:

- Substitutos de amálgama

- Alternativas à amálgama **(Krejci e Lutz, 1993)**

Os substitutos da amálgama são materiais de restauração sem metal que são supostos substituir a amálgama numa base de 1:1. Afirma-se que os compómeros fotopolimerizáveis têm este potencial. Os compómeros são cimento de ionómero de vidro ou compósitos de resina anfílica modificada com poliácidos **(Mclean, Nicholson e Wilson, 1984).**

As alternativas à amálgama incluem obturações de compósito, todos os tipos de peças iniracoronárias e coroas feitas de compósito ou cerâmica.

O conceito de materiais biomiméticos é muito importante na medicina dentária de restauração. O termo biomimético sugere "imitação da natureza". Por outras palavras, o material deve, de alguma forma, reproduzir um ou mais fenómenos naturais numa situação biológica. Também implica que o material seja biocompatível.[33] O cimento de ionómero de vidro tem demonstrado cumprir estes requisitos, no ambiente oral.

Os materiais utilizados nas preparações minimamente invasivas são abordados em pormenor nas seguintes rubricas:

* Ionómero de vidro

* Resinas compostas

MATERIAIS DE IONÓMERO DE VIDRO

O ionómero de vidro foi desenvolvido em Inglaterra e relatado pela primeira vez por **Wilson e Kent** em 1972. Nessa altura, o ionómero de vidro foi recomendado para a restauração de lesões de abrasão de classe V, mas as primeiras versões careciam de apelo estético e translucidez.

Desde o seu desenvolvimento, os ionómeros de vidro tornaram-se cada vez mais uma parte essencial do arsenal do dentista para proporcionar um tratamento que conserva a estrutura do dente e ajuda na sua remineralização, mantendo a estética.

Das numerosas caraterísticas atractivas do ionómero de vidro, as mais significativas são a capacidade de se ligar quimicamente à dentina e ao esmalte através de um mecanismo de permuta iónica, a libertação de flúor a longo prazo sem elevada solubilidade e a capacidade de reabsorver iões de flúor e, por conseguinte, atuar como um reservatório de flúor. A principal caraterística negativa, neste momento, é a suscetibilidade à fratura frágil - o material é incapaz de suportar uma carga oclusal-incisal indevida.

DEFINIÇÕES E TERMINOLOGIA

Um cimento de ionómero de vidro é formado a partir da reação de um pó de vidro de aluminossilicato de cálcio lixiviável com fluoreto e um ácido polialcenóico. A terminologia oficial da ISO para os cimentos de ionómero de vidro, "cimentos de poli-alkenoatos de vidro", indica os principais componentes.

Os desenvolvimentos no tipo de materiais de ionómero de vidro nos últimos anos resultaram na disponibilidade de uma gama de materiais que se estende desde o tradicional cimento de ionómero de vidro, num extremo, até uma resina composta modificada, no outro. Entre estes, existe uma variedade de misturas que utilizam diferentes proporções de reacções ácido-base e de reacções de radicais livres para provocar o endurecimento ou "cura".

A terminologia que se segue é consistente com a compreensão atual da química e das propriedades dos materiais e tem recebido aprovação geral (McLean *et al., 1994)*.

Vidro-ionómero

Refere-se a um material em que uma reação ácido-base contribui para um processo de presa que ocorre num período de tempo clinicamente aceitável (ou seja, alguns minutos). Existem dois tipos de ionómeros de vidro.

Cimento de ionómero de vidro

Este termo é reservado exclusivamente a um material constituído por um vidro decomponível em ácido e um ácido solúvel em água que se fixa por reação de neutralização. Existem, até à data, dois subgrupos e é provável que venham a ser desenvolvidos outros.

- Polialkenoatos de vidro

- Polifosfonatos de vidro.

Materiais de ionómero de vidro modificados por resina

Estes materiais consistem nos componentes de um ionómero de vidro, tal como descrito acima, modificados pela inclusão de uma pequena quantidade de resina adicional - principalmente HEMA (metacrilato de hidroxietilo). A sua fixação ocorre em parte por uma reação ácido-base e em parte por uma polimerização fotoquímica. Além disso, em alguns materiais, a polimerização do componente de resina pode envolver um mecanismo de iniciador químico.

TIPOS DE CURA

- Autocura: cura química reação ácido-base

- Dupla polimerização: iniciação por luz seguida de reação ácido-base

- Tri-cura: reação da resina de auto-cura na resina não curada restante

COMPÓMEROS DE RESINA COMPOSTA MODIFICADOS COM POLIÁCIDOS

Existe um outro grupo de materiais que contém um ou ambos os componentes essenciais de um material de ionómero de vidro, mas em níveis insuficientes para promover a reação de endurecimento ácido-base no escuro; ou seja, não endurecem sem ativação da luz. Não pertencem à categoria dos ionómeros vítreos e são melhor considerados como uma resina composta modificada com poliácidos. Vulgarmente designados por "compómeros", podem ser materiais bastante úteis, desde que se reconheçam as suas limitações. Não é possível que um compómero se ligue à estrutura dentária através de um mecanismo de troca iónica porque a reação ácido-base não ocorre durante algum tempo após a colocação. Pela mesma razão, o efeito de reserva de flúor dos glassionomers não está disponível, embora haja um pequeno grau de libertação de flúor que começa após alguns meses.

COMPOSIÇÃO DE CIMENTOS DE IONÓMERO DE VIDRO

São fornecidos sob a forma de pó e de líquido, sob a forma de pó misturado com água ou sob a forma encapsulada.

PÓ DE VIDRO

A composição aproximada do vidro de fluoroalurnino-silicato de cálcio que constitui a base do componente em pó dos cimentos de ionómero de vidro.

A mistura é fundida, temperada, moída e peneirada para obter um tamanho de partícula de 4-50 μm, dependendo da aplicação clínica proposta para cada material.

ÁCIDO POLI-ALQUENÓICO

Um líquido típico para um ionómero de vidro contém uma solução de 40-55% de copolímero de ácido acrílico-ácido itacónico 2: 1 em água ou, em alternativa, um copolímero de ácido maleico e ácido acrílico.

PÓ MODIFICADO COM RESINA

Em alguns dos materiais modificados com resina em que o mecanismo de endurecimento é iniciado pela luz, parte do catalisador ativado pela luz está incorporado no pó, tornando-o assim suscetível à luz ambiente. Seguir sempre as instruções do fabricante; não dispensar o pó ou o líquido até imediatamente antes da mistura.

COMPONENTE	PESO %
SiO2	29.0
Al2O3	16.6
CaF2	34.2
Na3AlF6	5.0
AlF3	5.3
AlPO4	9.9

QUADRO 5: COMPOSIÇÃO DO VIDRO DE FLUOROALUMINOSSILICATO DE CÁLCIO

ÁCIDO TARTÁRICO

Para controlar a reação de endurecimento, são adicionadas ao líquido pequenas quantidades (5-15%) dos isómeros opticamente activos do ácido tartárico. Isto ajuda a extração de iões do pó de vidro, retém o tempo de trabalho e aumenta o tempo de presa.

LÍQUIDO PARA SISTEMAS MODIFICADOS COM RESINA

Nos sistemas modificados com resina, o líquido contém um componente de resina de 15-25% sob a forma de HEMA, juntamente com < 1 % de grupos polimerizáveis e um fotoiniciador. Após a ativação inicial da resina pela luz, a reação química ácido-base habitual prossegue, sendo a maturação final alcançada aproximadamente no mesmo período de tempo que para os materiais de autocura. Dependendo do rácio pó: líquido utilizado na mistura, haverá um teor residual de HEMA no cimento endurecido que varia entre 4,5%, quando existe um elevado teor de pó, e possivelmente 15% num cimento de revestimento finamente misturado. Uma vez que o HEMA é hidrofílico, existe potencial

para absorção de água e subsequente degradação com libertação de HEMA na dentina circundante.

<table>
<tr><td>

TYPE I – LUTING

Use – cementation of crowns, bridges,inlays

Setting rate – fast set

Powder : liquid ratio : 1.5 : 1

</td></tr>
<tr><td>

TYPE II – RESTORATIVE

</td></tr>
<tr><td>

TYPE II.1 RESTORATIVE AESTHETIC

Use – Aesthetic Restorations

Setting rate –

Autocure – slow resistance to water uptake and loss

Resin – modified – fast set

Powder : liquid : 3:1 or greater

</td></tr>
<tr><td>

TYPE II.2 RESTORATIVE REINFORCED

Use – Where increased physical properties are required

Setting rate – fast set

Powder : liquid : 3:1 or greater

</td></tr>
<tr><td>

TYPE III – LINING OR BASE (Dentine Substitute)

Use – in thin sections as a thermal barrier and in combination with composite resin in lamination

Setting rate : fast set

Powder : liquid : 1:5 and 3 : 1

</td></tr>
</table>

QUADRO 6: CLASSIFICAÇÃO DOS CIMENTOS DE IONÓMERO DE VIDRO REACÇÕES DE PRESA

O mecanismo de presa envolve a dissolução da superfície das partículas de vidro com a libertação de iões de cálcio e alumínio, que depois se combinam com o ácido poliacrílico para formar cadeias de poliacrilato de cálcio e alumínio.

As cadeias de cálcio formam-se primeiro, produzindo um endurecimento precoce, mas são frágeis e altamente solúveis em água. As cadeias de alumínio formam-se depois; estas são fortes e insolúveis e fornecem as principais propriedades físicas da restauração do conjunto.

O mecanismo essencial de fixação é uma reação ácido-base entre o líquido (ácido poli-alquenóico) e o vidro, que conduz a uma adesão por difusão entre as partículas de vidro e a matriz.

FASE 1 - DISSOLUÇÃO

A camada superficial das partículas de vidro é atacada pelo poliácido para produzir uma adesão baseada na difusão entre as partículas de vidro e a matriz. Aproximadamente 20-30% do vidro é decomposto e iões (incluindo iões de cálcio, alumínio e fluoreto) são libertados, levando à formação de um sol de cimento.

FASE 2 - PRECIPITAÇÃO DE SAIS; GELIFICAÇÃO E ENDURECIMENTO

Durante esta fase, os iões de cálcio e alumínio ligam-se aos polianiões através dos grupos carboxilato. O endurecimento clínico inicial é conseguido através da ligação cruzada dos iões de cálcio mais facilmente disponíveis. Esta reação é relativamente rápida, formando normalmente uma superfície clinicamente "dura" no espaço de 4 a 10 minutos após o início da mistura. A maturação ocorre durante as 24 horas seguintes, à medida que os iões de alumínio, menos móveis, se ligam à matriz do cimento, levando a uma ligação cruzada mais rígida entre as cadeias de ácido poli(alquenóico). Os iões fluoreto e fosfato formam sais e complexos insolúveis. Os iões de sódio contribuem para a formação de um ácido ortosilícico na superfície das partículas e, à medida que o pH aumenta, este converte-se num gel de sílica que ajuda a ligar o pó à matriz.

FASE 3 - HIDRATAÇÃO DOS SAIS

Associada à fase de maturação está uma hidratação progressiva dos sais da matriz, levando a uma melhoria acentuada das propriedades físicas.

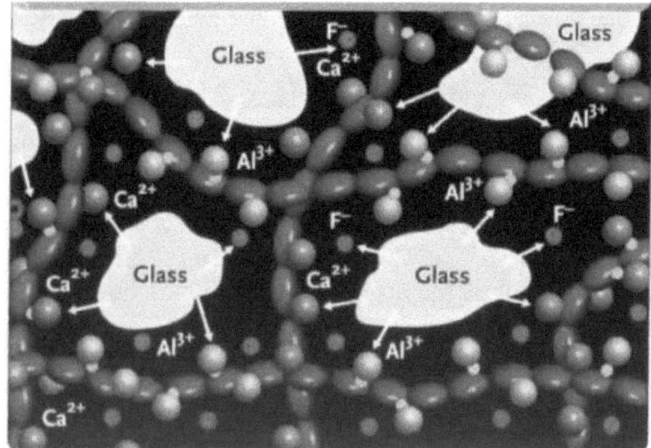

FIGURA 5: REACÇÃO DE FIXAÇÃO DO IONÓMERO DE VIDRO

REACÇÃO DE FIXAÇÃO DOS IONÓMEROS DE VIDRO MODIFICADOS COM RESINA

Teoricamente, ocorrem dois tipos distintos de reacções de cura/endurecimento neste tipo de ionómero de vidro:

- Reação de neutralização ácido-base.

- Cura de metacrilato por radiação livre.

A relação entre estas duas reacções pode assumir uma de duas formas.

1. Formação de duas matrizes separadas - um hidrogel de sal de ionómero e uma matriz de poli-HEMA. Este sistema pode causar a inibição completa da reação ácido-base.

2. Reticulação múltipla - os grupos metacrilato pendentes podem substituir apenas uma pequena fração dos grupos carboxilato do ácido polialcenóico, impedindo assim a separação das duas matrizes potenciais.

A reticulação das cadeias poliméricas pode então ter lugar através de uma ou mais das seguintes reacções

- Reação ácido-base.

- Mecanismo de fotopolimerização (na presença de um foto-iniciador como a canforoquinona).

- Reação de oxidação-redução (mecanismo de autocura da resina).

Após a mistura e colocação do material, a aplicação da luz activadora resultará num endurecimento rápido até à profundidade de penetração da luz. Haverá fotocross-linking, tanto do HEMA como dos grupos de metacrilato do polímero, e a restauração pode ser considerada como clinicamente endurecida. No entanto, as propriedades físicas completas não serão alcançadas durante alguns dias, enquanto a reação ácido-base continua (da mesma forma que para os materiais de autocura, embora provavelmente a uma taxa reduzida).

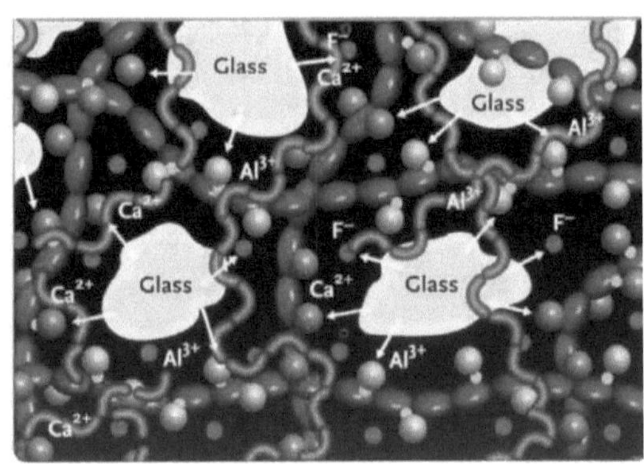

FIGURA 5: REACÇÃO DE PRESA DO IONÓMERO DE VIDRO MODIFICADO COM RESINA

DISTRIBUIÇÃO E MISTURA

Os ionómeros de vidro estão disponíveis comercialmente em duas formas.

- Encapsulado, para mistura mecânica.

Pó e líquido fornecidos separadamente, para mistura manual

ADESÃO À ESTRUTURA DENTÁRIA

LIGAÇÃO AO TECIDO MINERALIZADO:

Uma das caraterísticas mais importantes dos materiais de ionómero de vidro é a sua capacidade de aderir quimicamente aos tecidos mineralizados. O mecanismo provável de adesão baseia-se tanto em fenómenos de difusão como de adsorção.

A adesão é iniciada pelo ácido polialcenóico quando o material recentemente misturado entra em contacto com a superfície do dente. Os iões de fosfato são deslocados da apatite por grupos carboxilo, sendo que cada ião de fosfato leva consigo um ião de cálcio para manter a neutralidade eléctrica. A fixação do material e a dissolução da superfície do esmalte ou da dentina resultam no tamponamento do poliácido, num aumento do pH local e na reprecipitação dos minerais na interface cimento-dente. Por conseguinte, parece que a ligação química é conseguida por uma estrutura cristalina de fosfato de cálcio-polialcenoato que actua como uma interface entre o esmalte ou a dentina e o material de presa. Isto pode ser descrito como uma "adesão baseada na difusão".

O significado deste método de colagem reside no facto de não poder haver falha adesiva entre os dois materiais, estrutura dentária e ionómero de vidro, mas, se uma restauração se perder, terá de haver falha coesiva num ou noutro. Uma vez que a resistência à tração do ionómero de vidro é notoriamente inferior à da estrutura dentária, a camada de permuta iónica encontra-se geralmente ainda ligada à dentina ou ao esmalte.

LIGAÇÃO AO COLAGÉNIO:

A adesão ao componente orgânico da dentina pode também ocorrer através de ligações de hidrogénio ou de pontes de iões metálicos entre os grupos carboxilo do poliácido e as moléculas de colagénio da dentina. A resistência da união ainda não foi medida porque a falha, em circunstâncias normais, é coesiva no cimento. A camada de permuta iónica acima descrita está sempre presente, pelo que os testes que pretendem revelar a força de adesão revelarão a resistência à tração do cimento em causa e não a adesão.

PROPRIEDADES:

BIOCOMPATIBILIDADE

a) *Resistência* à *placa bacteriana*

Foi demonstrado que a placa bacteriana não se desenvolve na superfície do ionómero de vidro, o que, por sua vez, significa que existe um elevado nível de tolerância nos tecidos moles circundantes. *O*

Streptococcus mutans é o principal agente patogénico encontrado na placa dentária e pensa-se que é incapaz de se desenvolver na presença de flúor. Assim, a resposta de todos os tecidos moles às restaurações de glassionomer é favorável.

b) *Resposta da polpa* ao *ionómero de vidro*

A resposta pulpar aos materiais de ionómero de vidro é favorável. O material recentemente misturado é muito ácido, com o pH a variar entre 0,9 e 1,6. No entanto, a dentina é um excelente tampão e mesmo finas camadas de dentina que permanecem entre a restauração e a polpa são suficientes para evitar uma redução do pH no tecido pulpar. Vários autores registaram uma resposta inflamatória ligeira, mas, como o pH volta a subir na primeira hora, a inflamação desaparece no prazo de 10 a 20 dias.

c) *Sensibilidade* aos *materiais de cimentação*

Foi sugerido que o ionómero de vidro pode ser a causa da sensibilidade pós-inserção quando utilizado como agente de cimentação sob coroas totais. De preferência, selar os túbulos dentinários aplicando uma solução mineralizante ou uma ligação resina-dentina aquando da preparação da cavidade e antes de registar a impressão

d) *Solubilidade e desintegração*

Numa solução de ácido orgânico clinicamente relevante, como o ácido lático, a solubilidade do glassionomer é baixa em comparação com os cimentos de fosfato de zinco e de policarboxilato de zinco. A solubilidade em água é inferior à dos cimentos de silicato, mas ligeiramente superior à de vários outros cimentos, incluindo materiais de resina.

e) *Libertação de fluoreto*

A libertação prolongada e substancial de iões de flúor de todos os materiais de ionómero de vidro é de grande importância clínica. É provável que exista uma libertação adicional a partir das próprias partículas de vidro, uma vez que estas podem ser consideradas porosas a iões como estes. A grande libertação de iões de flúor durante os primeiros dias após a colocação diminui rapidamente durante a primeira semana e estabiliza após 2-3 meses. A taxa de libertação a longo prazo, embora substancialmente mais baixa, parece ser suficiente para assegurar a proteção contra a cárie da estrutura dentária circundante, bem como dos dentes adjacentes. Existem evidências que indicam uma libertação contínua durante, pelo menos, 8 anos após a colocação de uma restauração e, quase de certeza, durante mais tempo.

f) Alteração dimensional

Um espécime independente de um material de ionómero de vidro, se corretamente manipulado e protegido da exposição precoce à humidade, apresentará uma contração volumétrica de presa de aproximadamente 3%, que se desenvolve lentamente ao longo do processo de presa. Os materiais de restauração de ionómero de vidro modificados por resina contêm <5% de resina adicional e apresentam uma contração inicial muito pequena do componente de resina no momento da ativação da luz. A retração subsequente da reação ácido-base contínua desenvolve-se muito lentamente e é controlada até certo ponto pela adesão

g) Resistência à fratura

Uma das principais limitações dos ionómeros de vidro é a sua suscetibilidade à fratura frágil. Em comparação com as resinas compostas híbridas e as amálgamas dentárias, os materiais de ionómero de vidro são fracos e não têm rigidez. A utilização clínica deve evitar situações que sujeitem a restauração a uma carga oclusal pesada ou à flexão. Os ionómeros de vidro modificados por resina são mais fortes, sendo que os melhores apresentam mais do dobro da resistência à fratura: são quase tão resistentes às propriedades como as resinas compostas microfill. O módulo de elasticidade, que mede a rigidez, varia entre 7 GPa e 13 GPa.

h) Resistência à abrasão

Imediatamente após a colocação, os ionómeros de vidro são menos resistentes à abrasão do que as resinas compostas, mas a sua resistência melhora consideravelmente à medida que amadurecem. Como a abrasão resulta na perda de matriz, haverá um aumento da rugosidade da superfície ao longo do tempo com a exposição de porosidades internas.

É evidente que os ionómeros de vidro podem desempenhar um papel útil na dentisteria de restauração. Nenhum material é universal e é improvável que tal ideal seja alguma vez alcançado. Todos os materiais actuais têm limitações mas, cada um deles, utilizado em todo o seu potencial, tem o seu lugar. Há 20 anos que os ionómeros de vidro são observados clinicamente e as suas principais vantagens, tal como enumeradas acima, fazem deles um complemento valioso para a dentisteria de restauração.

A adesão de permuta iónica é única e particularmente valiosa, tendo em conta o facto de a micro-fuga ser um problema com todos os outros materiais de restauração. Embora a fixação micromecânica da resina composta seja indiscutivelmente a união mais forte em medicina dentária, está dependente da força e condição do esmalte à volta de toda a margem. Ainda não foi aperfeiçoada uma união eficaz a longo prazo entre a resina composta e a dentina. Como os compómeros requerem a utilização de um agente de ligação de resina, devem ser colocados dentro da categoria de resina composta quando se discute a adesão.

Foi demonstrado que os ionómeros de vidro actuam de forma fiável como reservatório de flúor, provavelmente durante toda a vida da restauração. Os compómeros revelam uma baixa libertação de flúor nas fases iniciais após a absorção de água, mas ainda não foi demonstrado que esta seja sustentada. O potencial para a atividade antibacteriana e a estimulação da remineralização foi comprovado para o ionómero de vidro e outras vantagens, tais como a biocompatibilidade e a utilidade no sistema de conceção de cavidades mínimas, resultam destas propriedades[31].

RESINAS COMPOSTAS

As resinas compostas dentárias foram introduzidas comercialmente na década de 50 do século passado. A adição de cargas inorgânicas a resinas sintéticas criou resinas compostas (ou "preenchidas") com uma resistência, rigidez e cor substancialmente melhores e uma contração consideravelmente menor do que as resinas não preenchidas.

A ligação mecânica de resinas ao esmalte por condicionamento ácido já tinha sido desenvolvida na década de 1950 e tornou-se comum em meados da década de 1970. A ativação da polimerização por luz visível intensa, desenvolvida no final da década de 1970, aumentou o leque de utilizações clínicas destes materiais.

A principal utilização da resina composta é a colocação direta numa cavidade preparada ou a laminação sobre o exterior de um dente para melhorar a estética.

COMPONENTES DE UMA RESINA COMPOSTA

As resinas compostas dentárias são materiais complexos e contêm:

- um componente de resina orgânica que forma a matriz

- agente de acoplamento (interfacial) de carga inorgânica, para unir a resina à carga

- sistema iniciador, para ativar o mecanismo de regulação

- estabilizadores (inibidores)

- pigmentos.

COMPONENTE DE RESINA

As resinas compostas variam no seu componente de resina, mas todas as variações são diacrilatos. A maioria dos sistemas contém o monómero aromático de alta viscosidade, bis-GMA (bisfenol-A diglicidil dimetacrilato), que foi sintetizado por Bowen nos EUA na década de 1960. As longas cadeias de diacrilato deste monómero minimizam a contração da polimerização.

São também incorporados monómeros de baixa viscosidade, como o TEGDMA (dimetacrilato de trietilenoglicol), o EGDMA (dimetacrilato de etilenoglicol) e o HEMA (metacrilato de hidroxietilo), para facilitar o manuseamento clínico.

CARGAS INORGÂNICAS

O termo "carga de enchimento" é utilizado para se referir à percentagem de enchimento inorgânico presente na resina composta curada. A carga de enchimento pode variar entre 52% (em peso) para uma resina composta micropreenchida e 88% (em peso) para um compósito híbrido "fortemente" preenchido.

A título indicativo, a percentagem em volume é normalmente 11-16% inferior à percentagem em peso das resinas compostas comerciais.

Macrofillers

As partículas de macroenchimento são preparadas a partir de alguma forma de vidro, quartzo ou cerâmica por esmagamento, moagem e peneiração para obter partículas em forma de lascas. O tamanho médio das partículas nas formulações tradicionais é de *5-8 um.* Nos materiais híbridos, o tamanho médio é de *0,5-8,um.* Os vidros de bário (Ba), estrôncio (Sr) ou lantânio (La) são normalmente incluídos para proporcionar radiopacidade.

Microfillers

As partículas de microenchimento são sílica amorfa ($Si0_2$) com um diâmetro médio de *0,04 um,* preparadas por hidrólise e precipitação; são radiolucentes.

AGENTE DE ACOPLAMENTO

As partículas de carga são tratadas com um agente de acoplamento de silano para produzir uma ligação entre as partículas e a matriz de resina. O agente de acoplamento habitual é o y-metacriloxipropil trimetoxisilano.

TIPOS DE RESINAS COMPOSTAS

Existem várias classificações de   resinas compostas disponíveis, mas a descrita por Lutz e Phillips (1983), baseada no tamanho e na distribuição das partículas de carga, é simples e lógica .

descritas nas duas classificações seguintes, as resinas compósitas modificadas com poliácidos (compómeros), com um mecanismo de libertação de flúor semelhante ao dos ionómeros de vidro, são brevemente discutidas a seguir.

CLASSIFICAÇÃO DE LUTZ E PHILLIPS

Tipo 1. Resina composta macropreenchida

Este tipo contém apenas partículas de macroenchimento e é normalmente designado por "convencional" ou "tradicional". Em grande parte devido ao tamanho das partículas, este tipo apresenta um padrão de desgaste inaceitável, tanto do próprio dente como do dente oposto.

Tipo 2. Resina composta micropreenchida

Os materiais de enchimento nestes compósitos são partículas de sílica amorfa com *um* diâmetro médio de *0,04 um*. Foram desenvolvidos quatro agrupamentos de partículas diferentes para maximizar a carga de carga, mantendo um manuseamento clínico aceitável.

• Homogéneo - consiste em partículas de microenchimento diretamente misturadas.

• Partículas pré-polimerizadas fragmentadas. A resina microcheia com uma carga de enchimento óptima é polimerizada e depois moída para formar "blocos de enchimento" até *80,um* de tamanho.

• Complexos de micro cargas aglomeradas. As partículas de microenchimento de SiO_2 são sinterizadas até um

Tipo 3. Resina composta híbrida

Estes são também frequentemente conhecidos como "compósitos de partículas pequenas". Contêm uma combinação de partículas de macrofiller com uma proporção de partículas de microfiller e são provavelmente as resinas compostas mais utilizadas.

massa porosa e depois moída para formar partículas grosseiras de SiO_2 aglomerado até *25,um* de tamanho. Estas são incorporadas, com partículas adicionais de microenchimento, numa resina não curada.

• Utilizando uma combinação de partículas pré-polimerizadas fragmentadas em combinação com complexos de microenchimentos aglomerados, podem ser alcançados teores de enchimento inorgânico até 75% em peso. A incorporação de itérbio ou zircónio pode proporcionar radiopacidade, mas a maioria dos compósitos com microenchimento são radiolucentes.

Sistemas quimicamente activados

Estes materiais são comercializados como sistemas de duas pastas ou de pó-líquido. Uma parte será

POLIMERIZAÇÃO E ESTRUTURA

Sistemas iniciadores

Sistemas activados por luz visível

Os sistemas de resina composta de pasta única, activados por luz visível, contêm um sistema iniciador de dois componentes, compreendendo uma di-cetona e uma amina terciária. A di-cetona fotossensível, normalmente 0,2-0,7% de canforoquinona, absorve a energia radiante de comprimento de onda de aproximadamente 470 nm (luz azul). Na fase adequada de excitação, a di-cetona combina-se com a amina para formar um complexo que se decompõe para libertar radicais livres que iniciam a polimerização da resina.

A primeira parte contém um iniciador, o peróxido de benzoílo, e a outra parte um acelerador de aminas aromáticas terciárias; a combinação das duas partes produzirá radicais livres. São estes radicais que iniciarão a polimerização da resina.

Outros sistemas

Os compósitos de dupla ativação têm um sistema de iniciação ativado por luz e um sistema ativado quimicamente e são embalados como duas pastas. O mecanismo de ativação pela luz é utilizado para iniciar a polimerização e a ativação química é utilizada para continuar e completar a reação de endurecimento.

PROPRIEDADES

O tipo de matriz de resina, a integridade do acoplamento de silano da matriz de resina ao material de enchimento inorgânico, o tipo e a quantidade de material de enchimento e o tamanho das partículas de material de enchimento determinam as propriedades de uma resina composta.

BIOCOMPATIBILIDADE

RESPOSTA DA POLPA

Resposta da pasta

O HEMA é considerado um componente essencial da maioria das resinas compostas activadas por luz; é fortemente hidrofílico e também fortemente alérgico. Mesmo quando totalmente ativado pela luz, nem todo o HEMA será ligado, e algum será libertado com a possibilidade de uma resposta alérgica. Foi demonstrado que o HEMA é capaz de atravessar os túbulos dentinários e aparecer no tecido pulpar, tendo havido relatos de respostas alérgicas.

MICROLEAKAGE

Antes da colocação da restauração, o esmalte que rodeia a cavidade é tratado com ácido para permitir a criação de uma ligação mecânica. Algumas autoridades recomendam o condicionamento ácido da dentina também, para desenvolver uma ligação mecânica adicional. Existem provas consideráveis de que o condicionamento ácido da dentina, por si só, não é uma causa de inflamação pulpar porque os ácidos são tamponados pela dentina e não atingem o tecido pulpar. No entanto, o condicionamento ácido da dentina remove a smear layer e abre os túbulos, permitindo um fluxo positivo de fluido dentinário, o que leva a um aumento da humidade da superfície da dentina.

IRRITAÇÃO PROVOCADA PELA LUZ DO ACTIVADOR

A exposição prolongada do olho à luz visível de comprimento de onda de 470 nm pode causar danos na retina, pelo que deve ser sempre utilizado um escudo protetor. A luz visível intensa gerada por algumas unidades de ativação por luz pode causar lesões pulpares. Foram registados aumentos de temperatura de O.5-lO° C através de dentina com 1-2 mm de espessura, o que pode causar danos na polpa.

RESPOSTA DOS TECIDOS GENGIVAIS

A evidência clínica e laboratorial mostra que as células dos tecidos respondem menos favoravelmente à resina composta do que ao ionómero de vidro. A resina incompletamente polimerizada, particularmente nos materiais com um baixo teor de carga, parece ser um irritante para os tecidos.

Além disso, na ausência de libertação de flúor, não existe resistência à formação de placa bacteriana na superfície de uma restauração de resina composta, pelo que qualquer rugosidade ou porosidade tenderá a acumular placa bacteriana.

SORÇÃO DE ÁGUA E SOLUBILIDADE

A sorção de água é mais elevada para as resinas micropreenchidas (1,5-2,0 mg/cm2) do que para as resinas híbridas e macropreenchidas (0,6-1,1 mg/cm2), devido ao maior volume por cento de resina. Uma quantidade limitada de sorção de água pode ser benéfica para uma restauração de resina composta recém-colocada, porque irá provocar um grau de expansão e ajudar a contrariar a contração da presa.

CONTRACÇÃO DE POLIMERIZAÇÃO

As resinas compostas sofrem uma contração de polimerização substancial durante a presa, o que pode colocar uma tensão considerável em qualquer união entre a restauração e o dente. A contração volumétrica aproximada para os materiais contendo macrofiller (compósitos híbridos e macrofilled) é de 1,0-2,5%, e para os compósitos microfilled é de 2,0-3,5%. Para materiais activados por luz, aproximadamente 60% da contração total ocorre no primeiro minuto após a foto-iniciação; prolongar o tempo de ativação de 30 para 60 segundos aumentará a contração total. Uma vez que o material mais próximo da luz activadora endurece primeiro, a contração será na direção da luz, tendendo assim a afastar a resina das paredes da cavidade.

Propriedades mecânicas

DUREZA

O número de dureza Knoop é a medida habitual *da* dureza superficial das resinas compostas. A média de uma gama de diferentes materiais é a seguinte.

- Compósitos híbridos e macropreenchidos - 35-65 kg/mm/.

- Compósitos com microenchimento - 18-30 kg/mm2.

A dureza da superfície de uma restauração pode ser aumentada em 2-4% através de uma polimerização adicional após a conclusão final dos procedimentos de ajuste e acabamento.

VESTIR

O desgaste clínico da resina composta é um fenómeno complexo. Para além de uma degradação químico-hidrolítica subjacente dos componentes do compósito, a degradação física da superfície pode ser atribuída a outros factores.

- Abrasão, associada a indentação e arranhões.

- Fadiga, associada a tensões intermitentes.

O desgaste do esmalte oposto a um compósito numa área de suporte de carga está relacionado com o tipo de compósito. Com partículas de carga mais grossas, os riscos serão maiores; por conseguinte, o desgaste do esmalte oposto será maior. Os compósitos que contêm cargas de quartzo causam maior desgaste do esmalte oposto do que os que contêm bário, estrôncio ou outras cargas de vidro.

RIGIDEZ

O módulo de elasticidade indica a rigidez de um material.

- Compósitos com microenchimento - 4-8 GPa.

- Compósitos híbridos e macropreenchidos - 8-19 GPa.

Os compósitos mais carregados têm valores mais elevados e aproximadamente a mesma rigidez que a dentina (18,5 GPa). *No entanto,* são substancialmente menos rígidos do que o esmalte (82,5 GPa), que é o componente do dente que normalmente *se* pretende[1] substituir.

AGENTES DE LIGAÇÃO DE RESINAS

É essencial melhorar a adaptação, retenção e selagem das resinas compostas ao esmalte e à dentina (ou alterar nativamente para uma base de vidro-ionómero) através da aplicação prévia de um agente de ligação de resina.

COLAGEM DE RESINA AO ESMALTE

Os agentes de ligação de resina não preenchidos são utilizados para selar a interface entre as resinas compostas e o esmalte gravado com ácido, desenvolvendo assim uma forma de retenção micromecânica. Esta união deve ser resistente a todas as tensões associadas à contração da polimerização e à função subsequente da restauração. A resistência dependerá da resistência do esmalte que, de forma ideal, estará bem suportado por dentina subjacente saudável e livre de microfissuras, que podem ser geradas durante a preparação da cavidade. Uma vez que não está envolvida qualquer reação química, a falta de adaptação, retenção ou selagem a longo prazo pode resultar em microinfiltração, sensibilidade, cárie dentária e perda da restauração.

Após 15-30 segundos de condicionamento com ácido ortofosfórico a 37%, a superfície do esmalte tornar-se-á porosa a uma profundidade de 10-20,um e, desde que o agente de ligação resinoso não preenchido tenha uma baixa viscosidade, penetrará nesta superfície.

COLAGEM DE RESINA À DENTINA

O objetivo de um agente de união resina-dentina é fixar a resina composta à dentina saudável e selar os túbulos dentinários contra a entrada de bactérias e das suas toxinas. Uma união bem sucedida também impedirá o fluxo de fluido, tanto para dentro como para fora, do ambiente oral ou da polpa. É essencial manter este selamento durante a polimerização da restauração de resina composta, uma vez que a perda de ligação estará provavelmente associada a sensibilidade pós-restauração, cáries e perda da restauração.

Uma adesão óptima à dentina requer a remoção de toda a dentina desmineralizada afetada, o que nem sempre é desejável. Pode significar a remoção de dentina que, de outra forma, poderia ser retida, para manter a integridade da polpa.

RESINAS COMPOSTAS MODIFICADAS COM POLIÁCIDOS - "COMPÓMEROS

Uma nova variedade das resinas compostas habituais (que incluem resinas e partículas de carga inorgânicas) é a resina composta modificada com poliácidos (PAMCR) ou "compómero", que foi introduzida no início da década de 1990. O compómero foi introduzido como um tipo de ionómero de vidro, com alegações de que oferecia alguma libertação de flúor, bem como propriedades físicas e caraterísticas clínicas melhoradas. No entanto, tornou-se evidente que, em termos de utilização e desempenho clínicos, o compómero é melhor considerado como um tipo de resina composta.

O papel dos compómeros na dentisteria restauradora permanece incerto e são necessários mais estudos clínicos para identificar as indicações específicas para a sua utilização e as situações em que podem oferecer um desempenho superior ao das resinas compostas ou dos ionómeros de vidro, tanto do tipo tradicional como do tipo modificado por resina.

Composição e reacções

Os compómeros atualmente disponíveis contêm resinas e cargas comuns às resinas compostas e aos ionómeros de vidro.

O componente de resina contém grupos funcionais de ácido policarboxílico e metacrilatos combinados numa molécula. Isto fornece grupos metacrílicos para ligações cruzadas (como nas resinas compostas) e grupos carboxilo para sofrerem uma reação ácido-base na presença de água e iões metálicos (como nos ionómeros de vidro). .

Os vidros que contêm fluoreto, típicos dos ionómeros de vidro, constituem as principais cargas às quais podem ser adicionadas partículas de vidro semelhantes às das resinas compostas. Podem também existir outras cargas que proporcionem uma libertação adicional de flúor e radiopacidade.

A reação de endurecimento em compômeros ocorre em duas fases:

- A reação da fase 1 é típica das resinas compostas activadas por luz, formando uma rede de resina que envolve as partículas de carga. O mecanismo de fotopolimerização leva ao endurecimento do material na cavidade.

- A reação da fase 2 ocorre lentamente após a colocação na cavidade. A sorção de água ocorrerá até 2-3 meses e, na presença de grupos carboxilo do poli-ácido e iões metálicos do vidro de ionómero, haverá uma reação iónica ácido-base relativamente lenta. Formar-se-ão hidrogéis no interior da estrutura da resina e verificar-se-á uma libertação lenta e de baixo nível de fluoretos.

Adesão, adaptação e microinfiltração

A adesão à estrutura dentária é micromecânica e requer um condicionamento ácido, como no caso das resinas compostas, e a aplicação de um primário/adesivo contendo acetona.

Libertação de fluoreto

Embora estudos clínicos de curto prazo não tenham relatado qualquer evidência de cáries secundárias em torno de restaurações de compómeros, estudos laboratoriais independentes sugeriram geralmente que a libertação de flúor é limitada. Embora seja superior à das resinas compostas, é significativamente inferior à dos ionómeros de vidro modificados por resina e autocura. A libertação de flúor atinge um pico no início e depois cai rapidamente para níveis baixos.

Juntamente com as cavidades de preparação minimamente invasivas utilizadas para restaurações de compósito, a capacidade de utilizar compósitos para formar uma restauração colada e selada cortará os nutrientes da cavidade para as bactérias cariogénicas na lesão e impedirá a progressão do processo carioso.[31]

DISCUSSÃO

A medicina dentária minimamente invasiva adopta uma filosofia que integra a prevenção, a remineralização e a intervenção mínima para a colocação de restaurações. Atinge o objetivo do tratamento utilizando a abordagem cirúrgica menos invasiva, com a remoção de uma quantidade mínima de tecidos saudáveis.[2]

Black, em 1917, estabeleceu os princípios básicos para o desenho de cavidades prescritas para a restauração de lesões cariosas há quase 100 anos. Nessa altura, havia uma gama limitada de materiais disponíveis para restauração. A compreensão da doença em si era limitada e o conceito de medicina dentária preventiva e de intervenção mínima estava na sua infância. Ele trabalhou com base no facto de que, uma vez iniciada a desmineralização na superfície da coroa, não era possível revertê-la. Ou seja, não era possível curar uma lesão. O resultado deste mal-entendido foi que o tratamento, mesmo da mais pequena lesão detetável na radiografia, levaria à destruição de uma quantidade significativa de estrutura dentária, muita da qual ainda estava em perfeita saúde. [42]

O termo Intervenção Mínima (IM) em relação à cárie dentária abrange uma vasta área de diagnóstico e avaliação de risco, prevenção e controlo (paragem e prevenção da progressão). Uma abordagem de intervenção mínima começa com o diagnóstico e a avaliação do risco da doença, de modo a permitir uma decisão de tratamento correta. A filosofia da IM surgiu agora como uma tentativa de combinar todos os conhecimentos actuais sobre prevenção, remineralização, troca iónica, cicatrização e adesão com o objetivo de reduzir os danos causados pela cárie da forma mais simples e menos invasiva possível.

A Medicina Dentária de Intervenção Mínima baseia-se, portanto, num modelo refinado de cuidados que consiste em :

- Diagnóstico exato da cárie

- Classificação da gravidade da cárie através de radiografias

- Avaliação do risco individual de cárie (alto, moderado ou baixo)

- Travar as lesões activas

- Remineralização e monitorização de lesões cavitadas presas

- Colocação de restaurações em dentes com lesões cavitadas, utilizando desenhos de cavidades mínimas

- Avaliar os resultados da gestão da doença (ou seja, a alteração de vários índices de cárie/ falta/ preenchimento) em intervalos pré-determinados.[2]

Um diagnóstico exato da doença e da extensão da sua penetração na coroa do dente é essencial antes da cirurgia dentária. A incapacidade de detetar cáries precoces, deixando as que são detectáveis apenas no esmalte profundo, ou na fase cavitada, tem resultado em maus resultados e resultados para as terapias de remineralização. Um método de diagnóstico deve permitir a deteção da doença nas fases mais precoces e a determinação de todas as alterações patológicas atribuíveis à doença, desde a desmineralização precoce até às cavitações.

Nos últimos anos tem-se assistido a um aumento da atividade de investigação em torno dos métodos de diagnóstico, particularmente na avaliação de lesões cariosas precoces. O impulso para isto veio de duas direcções - a primeira da indústria de dentífricos que está interessada em desenvolver agentes que permitam a investigação de novas actividades anti-cárie e a segunda dos clínicos que, armados com as terapias para remineralizar lesões precoces, estão agora à procura de métodos para detetar de forma fiável essas áreas desmineralizadas e implementar uma verdadeira medicina dentária preventiva. Os métodos recentes que utilizam a resistência eléctrica (ECM: Electrical Caries Monitor), a fluorescência quantitativa e luminosa (QLF: Quantitative Light Fluorescence, IRLF: Infra Red Light Fluorescence) e a transmissão de luz para a deteção de cáries mostram uma fiabilidade e validade crescentes. [45]

A presença de cavitação efectiva é o único critério para a introdução de técnicas cirúrgicas. Uma vez que a intervenção cirúrgica se torne necessária, o desenho da cavidade deve ser limitado às áreas que estão quebradas para além da remineralização, e as fissuras restantes podem ser seladas para evitar uma maior extensão da cavitação.

Osborne e Summitt analisaram a literatura que apoia o abandono do princípio da extensão para prevenção e citaram numerosos estudos que refutam a extensão das margens em áreas de "auto-limpeza". Concluíram que as fissuras não cariosas devem ser seladas para prevenção em vez de erradicadas, que as margens proximais não precisam de ser colocadas em embrasures e que qualquer istmo oclusal deve ser estreito.

A preservação da estrutura dentária e a manutenção das relações oclusais são essenciais na conceção e construção de todas as restaurações. Os desenhos de cavidades como o preparo em túnel e os desenhos de preparo em minibox ou slot preservam consideravelmente a estrutura dentária. A extensão para prevenção não é um conceito válido, os desenhos de encaixe mecânico já não são necessários para a retenção e o esmalte não suportado pode muitas vezes ser suportado e retido através da utilização de materiais adesivos.

O advento de materiais de restauração adesivos como o GIC e o compósito permitiu a aplicação de princípios de intervenção mínima na preparação de cavidades. A troca iónica com o esmalte e a dentina é o melhor método de adesão disponível e é limitada apenas pelas propriedades físicas do ionómero de vidro. Os compósitos fluidos e os compómeros são perfeitamente adequados para cavidades minimamente invasivas e são promovidos para colocação inicial e reparação ao longo das margens externas da cavidade.[5]

A eliminação da doença é de importância primordial e a reparação dos danos causados passa a ser secundária e pode ser efectuada de uma forma muito mais conservadora do que no passado.

A medicina dentária minimamente invasiva baseia-se num vasto conjunto de provas científicas. O futuro promete uma maior evolução no sentido de uma abordagem preventiva mais primária, facilitada pelas tecnologias emergentes de diagnóstico, prevenção e tratamento.

CONCLUSÃO

A intervenção mínima não é apenas uma técnica, mas uma filosofia. É evidente que chegou o momento de mudar a medicina dentária operatória. Nesta era de avanços tecnológicos, um clínico astuto pode fazer uma escolha inteligente a partir da variedade de materiais e técnicas disponíveis, de modo a invadir minimamente e preservar ao máximo o material dentário. Nenhum substituto pode ser tão bom como o original.

No século XXI, deve ser dada maior ênfase à avaliação do risco de cárie, à mudança dos pacientes para um estado de baixo risco de cárie, à remineralização de lesões não cavitadas, ao abandono da abordagem cirúrgica ao tratamento da cárie e à reparação em vez da substituição de restaurações defeituosas.

É importante que a profissão adopte a ciência moderna e avance para o novo século. Apenas é necessária uma intervenção mínima para estabilizar e cicatrizar a lesão cariosa inicial; esta abordagem conduzirá a uma retenção óptima da estrutura natural do dente, mantendo a força de ligação e a estética. Assim, chegou o momento de mudar o conceito radical de Black de "extensão para prevenção" para um conceito moderno de "prevenção da extensão".

REFERÊNCIAS

1. Mudroch CA, McLean ME. Medicina dentária minimamente invasiva. J Am Dent Assoc 2003;134:87-95.

2. Tyas MJ, Anusavice KJ, Frencken JE, Mount GJ. Dentisteria de intervenção mínima - uma revisão. Int Dent J 2000;50:1-12.

3. Mount GJ, Hume WR. Uma nova classificação de cavidades. Aust Dent J 1998;43: 153-9

4. Rainey JT.Air abrasion: an emerging standard of care in conservative operative dentistry. Dent Clin North Am 2002;46:185-209.

5. Cavaleiro GM. A utilização de materiais adesivos na restauração conservadora de dentes posteriores selecionados. Aus Dent J 1984;29:324-31.

6. Hunt PR. Uma preparação de cavidade de classe II modificada para materiais de restauração de ionómero de vidro. Quintessence Int 1984;15:1011-8.

7. Christensen GJ. Preparação da cavidade: corte ou abrasão. J Am Dent Assoc 1996;127:1651-4.

8. White JM, Eakle WS. Fundamentação e abordagem de tratamento em medicina dentária minimamente invasiva. J Am Dent Assoc 2000;131:13-19.

9. Beeley JA, Yip HK, Stevenson AG. Chemomechanical caries removal: a review of the techniques and latestdevelopment. Brit Dent J 2000;188:427-30.

10. Shivana V, Raju KRK. Intervenção mínima e conceitos para preparações cavitárias, técnicas e materiais minimamente invasivos - uma revisão. J Cons Dent 2002;5:101-9.

11. Banerjee A, Watson TF. Abrasão a ar: os seus usos e abusos. Dent Update 2002;29:340- 46.

12. Sharma A, Mathur VP. Diagnóstico de cáries por fluorescência a laser - uma revisão. J Ind Dent Assoc 2003;74:237-42.

13. Monte GJ. Medicina dentária de intervenção mínima: Oper Dent 2003;28:92-9.

14. Lennon AM. Escavação de Cáries Assistida por Fluorescência (FACE) comparada com o método convencional. Oper Dent 2003;28:341-5.

15. Balciuniene I, Sabalaite R, Juskiene I. Remoção quimiomecânica de cáries em crianças. Stomatol Baltic Dent Maxillofac J 2005; 7: 40-4.

16. Ziskind D, Kupitezky A, Beyth N. Alternativas de tratamento de primeira escolha para a remoção de cáries utilizando o método químico-mecânico. Quitessence Int 2005; 38:9-14.

17. Christensen GJ.As vantagens da medicina dentária minimamente invasiva. J Am Dent Assoc 2005;136:1563-5.

18. Gungor K, Erten H, Azarslan ZZ, Celik I, Semiz M. Avaliação da profundidade da lesão cariosa aproximada com filmes de visão e ultra-rápidos. Oper Dent 2005; 3:58-62.

19. Beiruti N, Frencken JE, van'tHof MA, Taifour D, van Palenstein, Helderman WH. Efeito preventivo da cárie de uma aplicação única de resina composta e selante de ionómero de vidro após 5 anos. Caries Res 2006;40:52-9.

20. Shen C, Speigel J, Mjor IA. Forças de reparação de amálgamas dentárias. Oper Dent 2006;31:122-6.

21. Hamilton JC, Gregory WA, Valentine JB. Medições DIAGNOdent e correlação com a profundidade e o volume de preparações cavitárias minimamente invasivas. Oper Dent 2006;31:291-6.

22.   Hausen H, Seppa L, Poutanen R, Niinimaa A, Lahti S, Karkkainen S. Controlo não invasivo da cárie dentária em crianças com lesões iniciais activas. Caries Res 2007;41:384- 91.

23.   Inglehart MR, Habil P, Peters HC, Flamebaum MH, Eboda NN, Feigal RJ. Remoção quimomecânica de cáries em crianças. Respostas de um operador e de pacientes pediátricos. J Am Dent Assoc 2007;138:47-55.

24.   Barberia E, Maroto M, Arenas M, Silva CC. Estudo clínico do diagnóstico de cárie com sistema de fluorescência a laser. J Am Dent Assoc 2008;139:572-9.

25.   Moncada G, Martin J, Fernandez E, Hempel MC, Mjor IA, Gordan VV. Escalonamento, renovação e reparação de restaurações defeituosas de classe I e classe II. Um ensaio clínico de três anos. J Am Dent Assoc 2009;140:425-32.

26.   Paolineis G, Banerjee A, Watson TF. Uma investigação in-vitr dos efeitos de parâmetros de funcionamento variáveis nas caraterísticas de corte por abrasão a ar de alumina. Oper Dent 2009;34:87-92.

27.   Erdemli E, Olmez A, Akca G, Sultan N. Uma avaliação microbiológica de brocas de polímero e de carboneto convencional na remoção de cáries. Pediatr Dent 2010; 32:316-23.

28.   Cehreli SB, Arhun N, Celik C. Reparação de amálgama: avaliação quantitativa das interfaces amálgama-resina e resina-dente com diferentes tratamentos de superfície. Oper Dent 2010;35:337-44.

29.   Sikri VK. Textbook of Operative Dentistry (Manual de Dentisteria Operatória). CBS, 2ª ed. Pg 96-105.

30.   Roberson TM, Heymann H, Sturdevant CM, Swift EJ. A arte e a ciência da dentisteria operatória de Sturdevant. Mosby, 2002, 4ª ed.

31.   Mount GJ, Hume WR. Preservação e restauração da estrutura dentária. Mosby; 1st ed.

32.   Anusavice KJ. Abordagens actuais e futuras para o controlo da cárie. J Dent Edu 2005;69:538-54.

33.   Mount GJ, Ngo H. Intervenção mínima. Um novo conceito para a medicina dentária operatória. Quintessence Int 2000;31:527-33.

34.   Reynolds EC. Remineralizações à base de fosfato de cálcio: provas científicas? Aus Dent J 2008;53:268-73.

35.   Makinen KK. O caminho difícil do xilitol até à sua aplicação clínica. J Dent Res 2000;79:1352-5.

36.   Pitts NB, Rimmer PA. Uma comparação in vivo do estado de cárie radiográfico e clínico diretamente avaliado das superfícies aproximadas posteriores em dentes decíduos e permanentes. Caries Res 1992;26:146-52.

37.   Hibler JA, Foor JL, Miranda FJ, et al. Resistência de ligação da amálgama reparada. Quintessence Int 1988;19:411-5.

38.   Jorgensen KJ, Saito T. Resistência de união da amálgama reparada. Ata Odontol Scand 1986;26:605-15.

39.   Berge M. Resistência à flexão de amálgama ionizada e intacta. Ata Odontol Scand 1982;40:313-7.

40.   Swift E, LeValley BD, Boyer DR. Avaliação de novos métodos de reparação de compósito. Dent Mater 1994;8:362-5.

41.   Pretty I. Deteção e diagnóstico de cáries: Novas tecnologias. J Dent 2006; 34: 727-39.

42.   Mount GJ, Ngo H. Intervenção mínima: Lesões precoces. Quintessence Int 2000;31:535- 46.

43.	Hamilton JC, Stookey G. Deve ser utilizado um explorador dentário para sondar lesões cariosas suspeitas? J Am Dent Assoc 2005;136:1526-32.

44.	Booshehry Z, Fashinia M, Khalesi H, Gholami L. Métodos de diagnóstico da cárie dentária. Dent J Health 2011; 2:5-17.

45.	Zandona AF, Zero DT. Ferramentas de diagnóstico para a deteção precoce de cáries. J Am Dent Assoc 2006;137:1675-84.

46.	Karlsson L. Métodos de deteção de cáries baseados nas propriedades ópticas entre tecido saudável e cariado. Int J Dent 2010;12:1-9.

47.	Choo- Smith LP, Dong CCS, Cleghorn B, Hewko M. Shedding new light on early caries detection. J Cand Dent Assoc 2009;74:913-8.

48.	Banerjee A, Watson TF, Kidd AM. Escavação de cáries em dentina: uma revisão das técnicas clínicas actuais. Brit Dent J 2000;188:476-81.

49.	Burke FJT. Da extensão para prevenção à preservação para extensão: dentisteria de intervenção mínima. Dent Update 2003;30:492-504.

50.	Monte GJ. Um novo paradigma para a medicina dentária operatória. Aus Dent J 2007;52: 264-70.

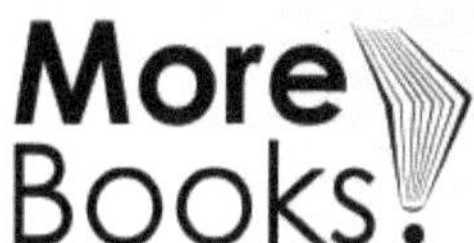

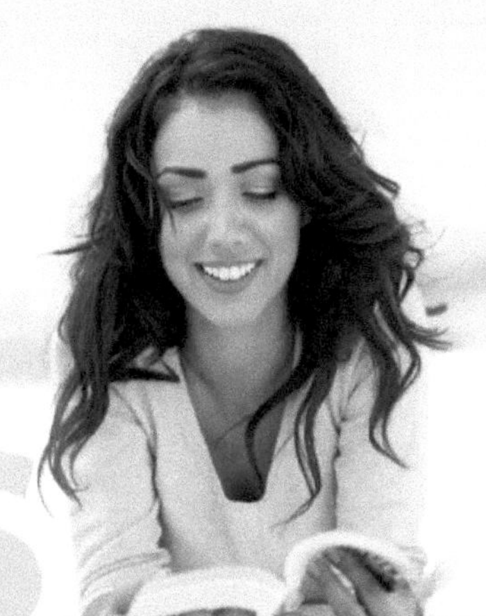

yes I want morebooks!

Buy your books fast and straightforward online - at one of world's fastest growing online book stores! Environmentally sound due to Print-on-Demand technologies.

Buy your books online at
www.morebooks.shop

Compre os seus livros mais rápido e diretamente na internet, em uma das livrarias on-line com o maior crescimento no mundo! Produção que protege o meio ambiente através das tecnologias de impressão sob demanda.

Compre os seus livros on-line em
www.morebooks.shop

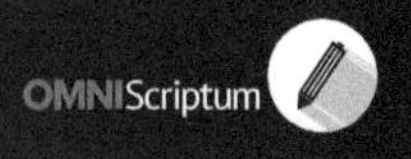

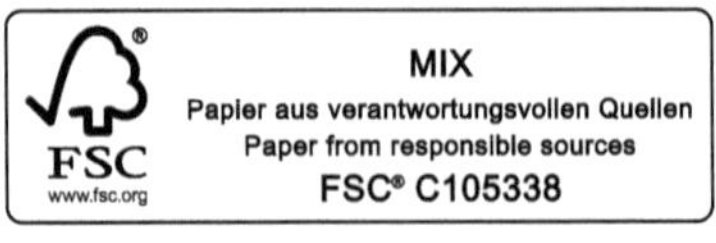

Printed by Books on Demand GmbH, Norderstedt / Germany